# DIAETETIK

VON

DR. F. L. HUENEFELD,

APPROBIRTEM ARZT UND O. Ö. PROFESSOR DER CHEMIE UND MINERALOGIE
AN DER UNIVERSITÄT GREIFSWALD.

LEIPZIG

VERLAG VON VEIT & COMP.

1875.

# Vorwort.

»Ueberall finden wir Beweise genug, wie wundervoll die physische, die sogenannte todte Natur: Luft, Wasser, Wärme, Licht und Nahrungsstoffe, Boden und Clima, all unsern Bedürfnissen entsprechen. Alle Naturgesetze in ihrer fast göttlichen Einfachheit harmoniren aufs Schönste unter sich selbst und mit dem Menschen. Seine Natur, wenn ungestört und unverdorben, könnte ihn sicherlich nur zu Gesundheit und langem, frischem Leben, nicht zu Siechthum und frühem Tode führen. Würden ihr nicht ganz andere relativ zufällige und künstliche Hindernisse entgegenwirken, Glück und Wohlfahrt der Völker müssten daraus hervorgehen, nicht aber das Darben und vorzeitige Verkommen der unendlichen Mehrzahl ihrer Glieder.« So spricht Oesterlen (der Mensch und seine physische Erhaltung, 1859, p. 13) begeistert von der innigen Beziehung der ausserorganischen Natur zum menschlichen Organismus. Nicht wenige einsichtsvolle und lebenskundige Männer vor ihm und nach ihm haben in ähnlicher Weise die Ueberzeugung von einer weisheitsvollen Harmonia praestabilita materialis, um jene so kurz zu bezeichnen, kund gethan und erwiesen. Es sind denn auch in diesem Bereich vorzugsweise die allgemeinsten und sichersten Mittel zur Wahrung und Wiederbringung der Gesundheit, zur Erhaltung und Steigerung der Volkskraft insbesondere zu suchen: Ein Widerspruch mit einer allliebenden Gottheit würde es sein, wenn diese Gaben nicht allgemein zugänglich, wenn sie nicht gemeinsam wären, wenn sie nachständen den Mitteln, welche Medicamente oder Arzneien heissen, von denen ja nicht wenige nur mit schwerem Gelde aufgewogen und weit hergeholt werden müssen, somit meist nur den Bemittelten geboten sind.

Gesundheit bezeichnet im Allgemeinen den zweckmässigen, den regelrechten Verlauf des Lebens; für den Menschen muss sie mit dem Gedanken erfasst werden, dass derselbe, »halb Thier, halb Engel«, Bürger zweier Welten sei, dass der Begriff eines auf geistigen Grundlagen ruhenden Organismus durch höhere Merkmale als die des blossen Wohlbefindens in gewöhnlichem Sinne bestimmt werde. So ist denn auch der Zweck der Diätetik erst verstanden, und ist sie dann zu grossem persönlichen und politischen, leiblichem und geistigem Segen, wenn sie auf der Grundlage eines allgemeinen und entsprechenden specielleren Naturverständnisses den ethischen und politischen Bestrebungen zu einer wesentlichen Ergänzung, dem Seelenarzt und Seelsorger eine treue Gehülfin wird. Denn immerdar ist es der Geist, der Alles lebendig, der denn auch Alles gesund macht. So darf man denn auch vor einer culturgeschichtlichen Erfahrung behaupten, dass das recht verstandene Christenthum zu einer allgemein gültigen Diätetik hinweise, wie ebenso eine verständige Diätetik auf jenes hinleite, dass im Allgemeinen Diätetik, Ethik und Religion in innigem Verbande stehen. Der Mensch muss endlich nur das der Gesundheit der Seele und des Leibes Entsprechende wollen, wie wir denn auch in dem wahrhaft Gebildeten einen solchen Willen erkennen; »denn ein Gesunder isst und trinkt, was ihm behagt, und ist gesund, nicht, weil er etwas sich versagt: so der gesunde Geist thut, was er will und thut, desswegen Böses nicht, denn was er will, ist gut.« So vielfach auch der Mensch strauchelt und gegen die höheren Zwecke und Aufgaben der Diätetik, als einer menschnaturwürdigen Gesundheitslehre, fehlt: seinen Nachkommen, die seines Leibes und Geistes sind, möchte er doch gern das Glück des Gedeihens an Leib und Seele hinterlassen, und zieht denn oft unwillkürlich die Tugend, die Tauglichkeit vor Gott und dem Menschen, zu dem Begriff der Gesundheit. Cicero, der seinem Sohn räth, das Honestum dem Utile vorzuziehen, spricht die schönen Worte zu ihm: »Etenim, quod summum bonum a Stoicis dicitur: convenienter naturae vivere, id habet hanc, ut opinor, sententiam: cum virtute congruere semper.« Mit der wahren Bildung macht der Mensch die von Gott gewollte Natur zu seinem Freunde; sie dient ihm wesentlich zur Entwicklung seines Geistes; sie nährt seinen Leib, der zu einem Tempel des heiligen Geistes und zu dem besten Mittel eines menschnaturwürdigen Strebens auf der Erde geschaffen ist. So wird der Mensch in vielseitiger Berührung mit der Natur an Seel und Leib vielseitig und frei. In einer egoistischen Leibespflege aber, da sie nicht der Würde der Menschnatur entspricht, denn natürlich und menschnatürlich sind wesentlich verschiedene Begriffe, greifen so manche Menschen gar oft zu verkehrten Mitteln, und zeigen wohl auch in diesem, zu einer Lebensangst herabsinkenden Erhaltungsstreben, wie wenig Verständniss von der Natur und ihrer Heiligung im Menschen sie besitzen. Nicht die einseitige selbstsüchtige Leibespflege, die den zur Arbeit und zu Thaten geborenen Menschen verweichlicht, und ihn sein höheres Bedürfniss vergessen lässt, ist Gesundheitspflege, im Gegentheil, gar häufig führt eine solche Pflege zu Siechthum und frühem Tod! es ist der arbeitsscheue Lebensgenuss ebenso undiätetisch, wie er unethisch ist, da er insgemein nur dem Zweck der animalischen Existenz angehört: »Thu deinem Bauche nicht zu gut, er ist ein undankbarer Gast, wer ihm am meisten gütlich thut, dem fällt am meisten er zur Last.«

Wenn es ein richtiger Ausspruch ist, dass auf dem Gebiet der Diätetik, als populärer Gesundheitspflege, eine Menge unentbehrlicher Kenntnisse darauf warten, Gemeingut aller Volksklassen zu werden, so hat man dabei insgemein vorzugsweise die bezügliche Anwendung der Chemie und Physik im Sinn. Wie aber der Chemismus zur Zerstörung der Vitalität führt, wenn er nicht dem Organismus, der da in einem und demselben Leibe verbindet und scheidet, unterthan bleibt, und den Zwecken seiner weisheitsvollen Vergliederung dient, so sinkt denn auch die chemische Lehre, hat sie nicht in einem höheren Verbande die entsprechende Beschränkung erfahren, hat sie nicht die biologische Weihe empfangen, gar leicht zu einer schon vielfach mit Recht bekämpften Chemiatrik herab, die unzweifelhaft, das haben Jahrhunderte gelehrt, mehr Unheil als Heil stiftet, und der Entwicklung eines volksmässigen diätetischen Verständnisses mehr Hinderniss als Förderniss ist. Das wissenschaftliche Verstehen jener Beziehung der äusseren Natur zum menschlichen Organismus in ihrer Gesammtheit oder Totalität, die lebenskundige Vereinigung einer praktischen Biologie, welcher die chemische Analyse eine treue und vorurtheilsfreie Gehülfin und Dienerin sein möge, mit jenem unvergleichlichen instinctiven Naturverständniss, zu welchem im Menschen der thierische Instinkt heraufzuwachsen vermag, ist wohl eine Hauptaufgabe der praktischen und wissenschaftlichen Entwicklung im Gebiete der Hygieine. Hier tritt uns denn auch in der bedeutsamen Richtung einer diätetischen Pädagogik, deren wesentlichste und wichtigste Anfänge dem Glück der Ehe zugewiesen sind, der hohe praktische Werth einer ebenso charactervollen, wie diätetisch gebildeten Familien-Mutter entgegen, damit auch das nur noch unvollkommen erfüllte Bedürfniss der Zeit, dass ein richtiges, wissenschaftlich gesichertes diätetisches Verständniss mehr als bisher, in Wort und Schrift, in Rath und That, ganz besonders in bedeutsamen persönlichen Beispielen eine wohl gepflegte Nationalaufgabe werden möge. Wohl uns im schönen Deutschland, wo solche entscheidende erfolgreiche beglückende Beispiele auch auf seinen Fürsten-Thronen nicht fehlen! Es war dem Verfasser eine hohe Freude, und die mit derselben verknüpften Gedanken dürften nicht ohne Einfluss auf die Abfassung des vorliegenden Schriftchens gewesen sein, da er die lebenserfahrenen Worte vernahm: »Sorgen Sie nur dafür, dass sie nicht zu viel Medicin nehmen und nicht zu viel von Ihrer Gesundheit reden hören; es macht sie bloss nervös. Eine gut geregelte Diät und Lebensweise und möglichst viel in der freien Luft, das ist viel besser als Medicin«; so schrieb am 30./1. anno 28 die Frau Grossmama des Prinzen Albert von Sachsen-Coburg-Gotha an dessen Herzoglichen Vater, vgl. Charles Grey: »die Jugendjahre des Prinzen Albert u. s. w.« übersetzt von Dr. Frese, Gotha, 1868, pag. 38.

Greifswald, im August 1875.

Der Verfasser.

# Inhalt.

## Dritte Abtheilung.



## Vierte Abtheilung.

# Einleitung.

Einsichtsvolle, herrliche Worte sind zu Gunsten der Naturheilkunde, zu Gunsten einer curativen Diätetik schon von manchem berühmten Arzte gesprochen und in Lehre und Schrift veröffentlicht worden; auch fehlt es nicht an erfreulichen Anzeichen dass, auf der Grundlage einer praktischen Physiologie, der Heilkunst zu gedeihlichstem Fortschritt, wie der Menschheit zu grossem Segen, ein allgemeineres und tieferes diätetisches Verständniss unzweifelhaft in den folgenden Decennien erblühen und zu einer erspriesslichen culturgeschichtlichen Frucht gedeihen werde. Was Hippocrates und was in seinem Geiste manche berühmte Heilkünstler nach ihm ausgesprochen haben, dass, in dem Sinne: quod omnes tangit ab omnibus debet curari, unbeschadet des ärztlichen Standes, die Diätetik immer mehr ein Gemeingut werden müsse, dürfen wir hoffen, wird doch zur Wahrheit und Wirklichkeit werden: Omnes homines artem medicam nosse oportet, bemerkt Hippocrates und weiter: Sapientiae cognitionem medicinae sororem ac contubernalem esse puto; und Fr. Hoffmann spricht: quemadmodum sanitas omnium rerum pretium excedit, omnisque felicitatis fundamentum est, ita scientia vitae ac sanitatis tuendae omnium nobilissima omnibusque hominibus commendatissima esse debet. Kein geringes Verdienst, beiläufig bemerkt, würde sich ein älterer ärztlicher Schriftsteller durch Sammlung und kritische Zusammenstellung der wichtigsten allgemeinen Curregeln, insbesondre der diätetischen Aussprüche berühmter Heilkundiger der Vergangenheit und Gegenwart erwerben! es würde eine solche Arbeit eine lehrreiche Mitgift für das praktische Leben des jungen Arztes und eine schöne Weihe desselben sein! was dafür gethan ist, meine ich, das ist wohl nur von fragmentarischer Art gewesen. Unter den vielen sachverständigen und lebenskundigen Sentenzen will ich zur Weihe dieser Schrift nur zwei Aussprüche hervorheben:

»Es giebt keine Krankheitsform, sagt Wunderlich, die nicht ohne sogenannte Medicin geheilt werden kann, und bei welcher nicht dieselbe durch Tausende anderer Hülfsmittel, welche dem rationellen Arzte zu Gebote stehen, ersetzt werden könnte; in der Mehrzahl der Fälle ist die Verordnung von Medicamenten gradezu Nebensache, in einer nicht kleinen Zahl entschieden nutzlos und blosse Concession, welche bei dem Aberglauben des Patienten zur Befestigung seines Vertrauens oft unerlässlich ist. Es lehrt die Erfahrung, sagt einer meiner früheren Zuhörer, Dr. Schirmer, Arzt zu Grünberg, dass eine systematische Ernährung mit einer einzelnen milden und leicht assimilirbaren Gattung von Nahrungsmitteln u. s. w. zuweilen mit dem befriedigendsten Erfolg völlig deteriorirte Constitutionen umzuwandeln vermag.

Je mehr das praktische Verständniss der Heilkraft der natürlichen, wenn auch nicht immer cito, doch tuto et jucunde heilenden Mittel ein Allgemeingut geworden, je mehr das Hippocratische Wort: dass die Natur es sei, welche die Krankheit heilt, der Ausspruch Stahl's, dass jene selbst durch ihre Kräfte und Functionen die wahre Heilkünstlerin darstelle, die Lehre Boerhaave's, dass der Arzt Diener der Natur sei, wahrhaft verstanden und ferner je mehr das für die tiefere Erkenntniss gleich nothwendige wie wesentliche physikalische und chemische Experiment im Bereich der Heilkunde der physiologischen Forschung dienstbar gemacht sein werden, weiter je mehr endlich die Heilkunde davon durchdrungen und durchleuchtet ist, dass der dem Organismus verliehenen Eigenkraft die erste Gewalt gegeben, im Menschen der Geist es ist, der Alles lebendig und darum auch Alles gesund macht: Desto mehr werden wir einen Grund der physischen Verkümmerung unter den Menschen, des Sinkens der Nationalkraft, wie es sich in der Blut- und Muskelschwäche, in den scrophulösen und nervösen Schwindsuchten, in der Bleichsucht und Entartung des Bluts, in der mangelhaften Widerstandskraft gegen alte und neue Eindringlinge kund thut, desto mehr, sage ich, werden wir auch einen Grund davon in den seichten und siechen Theorien von den besonderen Heilkräften der vielen künstlichen Medicamente erkennen und dem hohen und einsichtsvollen Naturverständnisse eines Friedrich Hoffmann, eines Boerhaave, insbesondre den Worten Baco's von Verulam: »Medicaminum varietas ignorantiae filia est«, unsere Zustimmung nicht versagen wollen. Wir dürfen hinzufügen: je mehr die Aerzte einsichtsvolle Diätetiker werden, desto mehr wird die Ehre ihres Standes gesichert sein, und die Vorwürfe werden hinwegfallen, die von Heilkundigen, nicht minder von intelligenten Laien gegen den sogenannten reichen Arzneischatz ausgesprochen worden sind, dessen Herbeischaffung oft so viele Mühen und Kosten verursacht, und dessen Begründung der Lehre der Materia medica so vielfache künstliche Theorieen abzwingt.

Die praktische Heilkunde, im wahren Sinne des Worts, ist kürzer, fasslicher, als sie gewöhnlich gelehrt und betrieben wird. Wenn einmal ein junger Arzt den ersten Satz im Hippocrates: ὁ βιὸς βραχὺς ἡ τεχνὴ μακρή, in der Prüfungsangst übersetzte: »die lange Kunst, das Leben kurz zu machen«, so werden vorurtheilsfreie, lebenskundige Aerzte dem Sinne zustimmend den sprachlichen Irrthum belächeln, wenn damit der vielspaltige Arzneischatz gemeint ist. Dass wir nun gleichwohl im grossen Ganzen vor den schädlichen Einflüssen der, gemäss ihrer Einseitigkeit und Mangelhaftigkeit so oft gewechselt habenden medicinischen Schulen, wenn ihnen auch im Einzelnen nicht Wenige zum Opfer gefallen sein mögen, gesichert blieben, das liegt zur Hauptsache theils in der weisheitsvollen Vergliederung der Organe des lebendigen Leibes, welcher in seinen wundervollen Geweben über die Massenkraft herrscht und denen, welche die Lebensthätigkeit mit physikalischem Maasse messen und berechnen wollen, Schach bietet, in der Eigenmacht insbesondere und Selbsthülfe desselben, das eigentliche Uebel sowohl wie die Arzneikrankheit — mit all' ihren schädlichen Einflüssen zu besiegen, theils ferner in dem instinctiven Naturverständniss eines gebildeten Volks, welches durch zeitweises Auftreten mächtiger thatkräftiger Genien immer von neuem die unnatürlichen, unphysiologischen Satzungen subjectiv befangener zeitweise mächtiger Catheder-Auctoritäten bekämpft und besiegt.

Das Leben ist mehr, als man insgemein lehrt, durch einfache Gesetze geregelt; eine Reihe von wesentlichen Entwickelungszuständen: Zahnen, Katamenien, Gravidität, Gebären u. a. bezeugen es, wie, bei naturgemässer, d. h. menschnaturgemässer — Lebensweise, dem Menschen ein harter Kampf nirgends bereitet ist. Eine jede Krankenstube, wo eine treue, verständige und wahrhaft humane Pflege mit der Heilkraft des

Organismus in Seel und Leib im Bunde ist, kann Zeugniss davon ablegen, dass in jener eben so viel Hülfe und Heil liegen, wie in der oft hochstudirten Anwendung weithergeholter Medicamente. Wir sehen dies ja auch in auffallendster Weise in den nicht selten subjectiv einseitigen und bestechlichen günstigen diätetischen Curen: der Revalenta, der Wasser-Kräuter- und Semmelcur, der Homöopathie u. a. insofern sie schon die günstigen Lebensumstände herbeiführen: dass der Erkrankte von vielen feindlichen Einflüssen und Schranken des Culturlebens befreit, längere Zeit in den Armen der unverkünstelten, stets zur Herstellung der Harmonie geneigten Natur liegt. Auch fehlt es nicht an Fällen, dass Aerzte durch absichtliche Täuschungen zu Gunsten ihrer Patienten vollständige Curen mit gutem Quellwasser (der Erfolge sogenannter heiliger Brunnen nicht zu gedenken), Luft, Bewegung bewirkten, welche die Geheilten den vermeintlich gebrauchten Mineralquellen und anderen arzneilichen Mitteln zuschrieben, auf deren Anwendung sie eigenwillig bestanden.

Für einen gedeihlichen und constanten Fortschritt der Diätetik und für deren höhere Anerkennung kommt es wesentlich auf das richtige Verständniss der Natur, insofern wir nur annähernde Definitionen davon gewinnen können und insbesondere auf das des menschlichen Organismus an. Zweifelsohne wird ein Jeder, der sich mit der vorliegenden Schrift befreundet, in den goldenen Worten Alex. von Humboldt's: jedes Bestreben des Menschen nach einem wissenschaftlichen Begreifen von Naturerscheinungen findet sein höchstes Ziel in dem klaren Erkennen unserer eigenen Natur, eine unumstössliche Wahrheit finden.

Wie nur das Niedere aus dem Höheren begriffen werden kann, so kann eben auch die unter dem Menschen stehende Natur nur aus der Menschnatur, mindestens nicht ohne deren Erkenntniss und die Weihe, die sie dem Forscher verleiht, erfasst werden; die Naturforschung als Wissenschaft wird immer eine anthropologische Grundlage behaupten müssen, wenn sie segensreich wirken, wenn sie der Zukunft eine treue, zuverlässige Hand bieten soll. Dass die Männer von »Stoff und Kraft« sich anders aussprechen, möge uns um so weniger beirren, als sie doch auch an nicht wenigen Stellen verrathen, dass sie sich mit ihrem allgemeinen Chemismus im Grunde des Herzens nicht gar sicher fühlen, wie z. B. Büchner, wenn er sagt: »Die Gesetze, welche die Meteorologie, das Leben und den Geist bestimmen, sind weniger bestimmt, da sie eine grosse Mannigfaltigkeit gegenseitiger in Beziehung stehender Resultate zu produciren haben.« Dass in der Schöpfung der Erde der erste Gedanke der Mensch oder richtiger die Menschheit war, dass Alles, was vor ihm erzeugt worden, insonderheit die Organismen, auf ihn bezogen war, das unterliegt wohl kaum dem Zweifel. Gewiss ist es wenigstens, und ist das eine schöne Frucht der Geologie, dass die Erde in ihren fossilen Organismen den Beweis führt, dass das organische Leben im Allgemeinen und im Besonderen in immer vollkommneren Formen zum Menschen hinaufgestiegen ist. Wenn schon im Thierorganismus ein wundervoller Process von Synthesis und Analysis in einem und demselben Leibe, wie er ausserorganisch nirgends möglich ist, eine spagirische Kunst sondergleichen sich kund thut, so ist diese organische Weise der Wirksamkeit zu einem noch viel höheren Grade im menschlichen Organismus entwickelt: denn wo wäre schöner und wahrer das zum Geiste passende Naturgesetz von Mannigfaltigkeit und Einheitlichkeit, von Synthesis und Analysis, von Körper und Geist, von Sinnlichem und Geistigem, von Thierischem und Engelhaftem verleiblicht als in ihm, wo das die thierische Natur von der pflanzlichen wesentlich unterscheidende Nervengebilde bis zur Function eines vernünftigen Denkens, bis zu den Anlagen für Kunst und Wissen, für Glauben und Sprache befähigt ist? auf dass der Mensch mit diesen göttlichen Gaben als ein freies Glied der Menschheit seinerseits die Schöpfung vollenden helfe, und ihre Blüthe und Frucht darstelle. Eine physiologische Nothwendigkeit war es, dass die Mensch-Idee für ihre irdische und mit der übrigen Schöpfung harmonische Verleiblichung durch die Formen der Thierheit bis zu dem dem Menschen leiblich ähnlichsten Geschöpf hindurchgehen musste; denn die Natur-Speise des Menschen ist im Allgemeinen, und muss es sein, auch die der Thiere, für welche die Pflanze die wunderbare Fähigkeit hat, denn wer vermöchte das Wie der Wirksamkeit der Chlorophyllzelle darzulegen und auszusprechen? die tellurischen Elemente, insbesondere die des Wassers und der Luft zu einer conformen Speise für den Thierleib zu vereinigen, oder die Amme des Thiers zu sein!

Nur der der Sprache fähige Mensch ist erziehungsfähig,

d. h. dass die in ihm mehr und weniger latenten leiblichen nnd geistigen Anlagen und Fähigkeiten von denen, welchen er nachfolgt, zu seinem eigenen und zu der Menschheit Wohl geweckt, entwickelt und vervollkommnet werden. Nur der Mensch hat den Sinn für Schönheit, für Kunst; nur er hat die Beziehung zur Gesellschaft, zur Menschheit, deren geistiger Fortschritt nicht unaufhaltsam erschiene, wenn die Freiheit nicht eine Macht des heiligen Geistes, des Geistes der Menschheit, wäre. So hat denn auch, das Ganze mit dem Ganzen verglichen, wie sichs gebührt, der Mensch eine Doppelt-Natur: halb Thier, halb Engel, wie der treffliche Dichter sagt, und wie besonders schön und bezeichnend der Apostel Paulus es also ausspricht: ich sehe aber ein anderes Gesetz in meinen Gliedern, das da widerstreitet dem Gesetz in meinem Gemüthe, und nimmt mich gefangen in der Sünde Gesetz, welches ist in meinen Gliedern. Aus dem klaren Erkennen unserer eigenen Natur ergiebt sich denn auch selbstverständlich ein wesentlicher Unterschied zwischen dem bloss Natürlichen und dem Menschnatürlichen, ergiebt sich ferner, dass der Begriff der Gesundheit des Menschen nicht bloss ein Streben nach Heilsein und Heilwerden, sondern auch nach Heiligung in sich fasst, wie geschrieben steht, dass der Mensch nicht allein lebt vom Brote (dazu Luft, Wasser, Licht, Wärme, der Verf.), sondern auch von einem jeglichen Worte, das durch den Mund Gottes geht. So sind denn auch alle diätetische Lehren, die nicht die moralische, d. h. die der Tugend, der Tauglichkeit vor Gott und dem Menschen, gewidmete Kraft voranstellen, theils einseitig, theils unzureichend in ihrem Wirken. Gar Vieles, was an der jetzigen Zeit dem Ernst des Lebens, dem deutschen Charakter misfallen muss, reducirt sich schliesslich auf die mangel- und fehlerhafte Erziehung: Verweichlichung, Eitelkeit, Willensschwäche u. dgl.

In einer menschnaturgemässen Erziehung müssen Diätetik und Ethik, und wo gäbe es eine bessere als die christliche?, in Uebereinstimmung sein. Wie die Seele den Leib beherrscht, Krankheiten erzeugt, Krankheiten heilt, davon haben wir eine grosse Summe auffallender Beispiele. Auch die sogenannten sympathetischen Curen dürfen, mindestens zum Theil, hierher gezogen werden, insofern sie im Stande sind, das Gemüth aufzurichten und die Seele mit Hoffnungen zu erfüllen; desgleichen de Heilung durch die Macht der Töne: Griechische und andere Aerzte wandten sie gegen Gemüthsleiden, insbesondere gegen Melancholie an; Sauls Schwermuth heilte die Harfe Davids, Philipps V. von Spanien Geistesstörung beseitigte der schöne Gesang des Sängers Farinelli, viele Sorgen und körperliches Unwohl milderte bei dem grossen Könige Preussens die Flöte! Welch' eine heilende Macht üben der Anblick einer grossartigen und erhabenen Natur aus? wie nicht minder die feurige und doch besonnene einsichtsvolle Rede für Wahrheit, Gerechtigkeit und Menschenwohl, der Anblick eines mannhaften Heldenthums: des Kriegers, des Seemanns, des Erretters aus Gefahren, der der opferfreudigen That eines treuen Weibes, einer edlen Mutter? Was aber am nächsten hierher gehört, das sind die Erfahrungen, wie die moralische Kraft mächtig vor Erkrankungen bewahrt, wie dagegen mit dem Mangel derselben auch der Widerstand gegen eine Menge von schädlichen Einflüssen, gegen Ansteckungsstoffe und Miasmen namentlich entschieden abnimmt. So ist es denn auch ein Triumph der Tugend, der moralischen Kraft, dass die wahre Nationalkraft, die Gesundheit, die Schönheit des Leibes, der Seelenblick des Auges für die Dauer nur mit dem sittlich Guten bestehen, fortzeugen und forterben können. Eine menschnaturwürdige, ächt anthropologische Anschauung der Heilkunde umfassen die schönen Worte Hufeland's, dieses als Arzt und Mensch gepriesenen Ehrenmannes, in den ersten Decennien unseres Jahrhunderts, mit welchen Worten er Kant's Schrift »durch den blossen Vorsatz seiner krankhaften Gefühle Meister zu sein«, begleitet: »Die Heilkunde besteht aus einer Kunst, die Krankheiten zu heilen und aus einer andern, den Krankheiten vorzubeugen; in letzterer Beziehung, sagt er weiter, sei vorzugsweise eine Universalmedicin enthalten, die zwar nicht Allen für Alles helfe, aber in keinem Recept mangeln könne; ferner, dass der praktischen Medicin der körperlichen Kunstmittel eine philosophische Medicin, eine moralische, praktische Philosophie ergänzend gegenüber stehe: dass die Macht der Vernunft im Menschen über seine sinnlichen Gefühle durch einen sich selbst gegebenen Grundsatz Meister zu sein, die Lebensweise bestimme.« Hufeland meinte aber eine von der christlichen Ethik geheiligte moralische Kraft, indem er an einer anderen Stelle sagt: »Was das Athmen den Lungen, die Wissenschaft dem Verstande, das ist dem Herzen des Menschen das Gebet, und wie gesunde Luft leibliches Wohl schafft, so schafft das Gebet geistiges«: freilich dem im Schweisse seines Angesichts arbeitenden Menschen; denn Beten ohne Arbeit und Mühsal, als das Köstlichste des Lebens, wäre Müssiggang. Erst in dieser Ueberzeugung, die auch im wahrhaft akademischen Leben mehr begriffen und gesichert werden sollte, als es geschieht, schmelzen Diätetik, Ethik und Religion zu einer hohen und herrlichen Macht und Hülfe zusammen, geben dem Leibe gleich der Seele Halt und Gehalt, und erheben das praktische Talent des kenntnissreichen Arztes zu einem in den Krankheiten des Leibes und der Seele helfenden und tröstenden Genius. Wie könnte ohne diese höhere Weihe der Arzt seiner euthanasischen Pflicht genügen! In dieser menschnaturwürdigen Diätetik, fern von einer genusssüchtigen Leibespflege, die je länger je mehr die Organe der Stoffmetamorphose erschlafft und unzureichend macht, den Leib voll Fett stopft, ein Zeichen mangelhafter Verjüngung und Reinigung, die Glieder unfrei und unförmlich macht, das Blut mit Mauserstoffen erfüllt und verunreinigt, endlich wohl auch einer mannhaften geistigen wie leiblichen Zeugung den Untergang bereitet, in dieser menschnaturwürdigen Diätetik, wollte ich sagen, kann nur die fluchwürdige Mitgift eines kranken und siechen Leibes an die unschuldigen Nachkommen, an die Menschheit, getilgt werden; denn es steht geschrieben in heiligen Worten: Er wird dich verfolgen bis in das dritte und vierte Glied! Wisset ihr nicht, dass euer Leib ein Tempel des heiligen Geistes ist, der in euch ist, welchen ihr habet von Gott und seid nicht euer selbst? Naturverständniss, Erziehung, Kunst, Wissenschaft und Religion sind in der Aufgabe des Menschen vereinigt, sich als ein geistig sittliches Kunstwerk auszubilden. Wie er die Vergeistigung der Sinnlichkeit, die Blüthe der Schöpfung ist und sein soll, so bildet er auch den Mittelpunkt und Inhalt der wahren Schönheit und Kunst. Vor dem aufrichtigen Streben nach wahrer Gesundheit, als ein Heilsein des Leibes und eine Heiligung der Seele, da ist nichts Böses geschaffen, wie es in der Schrift steht: alle Creatur Gottes ist gut und nichts verwerflich, was mit Danksagung empfangen wird.

Wenn wir nun nach diesem Vorwort die Natur des Menschen nach jenen Richtungen erwägen, wenn wir nach physiologischem Verständniss die Suprematie der Organe: des Gestalteten — selbst der anscheinend geringfügigen, aber functionell doch so bedeutsamen Zelle — gegen das Flüssige und Ungestaltete verfolgen, so ist es wohl jedem anthropologisch Gebildeten selbstverständlich, dass alle mechanische, physikalische und chemische Grundlagen der Heilkunde, wenn auch nicht falsch, doch, da sie pars pro toto nehmen, einseitig und temporär sein müssen, dass uns am allerwenigsten eine chemische Physiologie, eine derartige Pathologie, Pharmacologie, Therapie nützen und genügen können, dass wir auf diesem Wege, vollends bei ungezügelter Subjectivität der Stimmführer, nicht minder andererseits in den Satzungen und Irrlehren von tausenderlei specifischen Beziehungen der äusseren Dinge, mit dickleibigen Büchern über Heilmittel und ihren Indicationen und Contraindicationen überbürdet werden, die dann schon nach wenigen Decennien veraltet und vergessen sind. Denn bei allen Arzneiprüfungen und therapeutischen Versuchen kommt es auf die genaueste Berücksichtigung der individuellen Constitution an; bei Vernachlässigung dieser Vorsicht bildet sich ein Heer der verschiedensten Ansichten aus.« Immer noch bleiben die Worte Humboldt's und J. Müller's gültig: »über alle diese Fragen giebt die Chemie bisher keine Antwort (sie kann es nie! Hf.), und da dieselbe nur so wenig beantwortet, so thut der praktische Arzt besser auf seinem bisherigen empirischen Wege (methodus ex juvantibus et nocentibus, der Verf.) fortzuschreiten, als das Leben des Menschen durch Anwendung unvollendeter Theorieen in Gefahr zu bringen. — Da die grosse Menge auf den Organismus einwirkender Agentien und Stoffe je nach ihrer Natur die Zusammensetzung der organischen Theile auf die mannigfaltigste und im Einzelnen nicht zu bestimmende Art abändern können, so ist es nicht möglich, die Arzneimittel nach der Art ihrer Wirkungen unter allgemein passende Gesichtspunkte zu bringen; dies ist die schadhafte Seite der Medicin. Die besten Schriftsteller über diese Materie haben noch zuviel mit nicht existirenden und bloss gedachten Factoren und Polaritäten, unfruchtbaren Formeln zu thun.« Ja hierin liegt vorzüglich der Grund eines so »grossen Sündenregisters der Medicinheilkunde«, wie selbst schon manche Aerzte die schadhafte Seite der Heilkunde bezeichnet haben, was nur getilgt werden kann durch eine auf einem klaren anthropologischen Naturverständniss beruhende Diätetik, und die, wie es an alten berühmten Aerzten erweisbar ist, zunächst noch nicht der physikalischen und chemischen Analysen bedarf, um das Richtige zu treffen! Keine Einseitigkeit ist hartnäckiger und wird am meisten durch unberufene junge akademische Pharmakologen genährt und verbreitet, als jenes Bestreben, die Heilmittellehre auf chemische Principien zurückzuführen, während doch eine Fülle von Erscheinungen die Unhaltbarkeit dieses Bestrebens darthut. Eine grosse Genugthuung war es mir einmal, da ich vor geraumer Zeit mit dem berühmten Chemiker Mitscherlich über diesen Gegenstand disputirte, und ich seiner chemiatrischen Ansicht seine eigene berühmte Erfahrung des Isomorphismus des phosphorsauren und arseniksauren Kalis entgegenhielt, dass derselbe sich für besiegt erklärte: denn mit der puren physikalischen und chemischen Kenntniss der Arseniksäure würde man doch sicherlich vermuthen können, dass sie auf den Organismus an sich oder in ihren Salzen ähnlich der Phosphorsäure und der Phosphate wirken würde! Wie wollte man denn physikalisch-chemisch die Wirkung der Minimaldosen von so vielen auffallenden specifischen Mitteln erklären: der Alkaloide, des Phosphors, der Blausäure, des Terpentinöls (gegen Blutsturz) u. a.? Wie können Aussprüche: »das Chinin nehme den atm. Sauerstoff auf, dichte die Blutscheiben und bewahre sie vor dem Zerfallen; das Jodkalium, die Salzquellen, Carlsbald, Vichy u. a. wirken als entgiftende und stärkende Arzneien, indem sie das Blut durch grössere Alkalescenz mehr befähigen, Sauerstoff aufzunehmen«, befriedigen?

# I. Abtheilung.

## Allgemeine curative Diätetik.

§ 1. Es kann die Diätetik füglich als eine allgemeine und als eine specielle curative oder therapeutische, mit anderen Worten: als eine auf der Anwendung von homologen Naturheilmitteln: reiner Luft, reinem Wasser, entsprechenden Nährstoffen, geregelter Bewegung, klimatischer Veränderung u. s. w. oder als eine auf dem methodischen Gebrauch heterogener, alterirender Naturheilmittel, wie Kaltwasser, Entziehung, Electrotherapie u. a. m. beruhende unterschieden werden.*) Wohl könnte man letztere wieder in eine mehr die Assimilation oder Verjüngung und eine andere mehr die Reinigung oder Mauserung betreffende sondern, wenn es nicht praktisch-physiologisch besser wäre, davon abzusehen, und hier das Physiologische über das Logische zu setzen; denn mit den vielen Unterabtheilungen verfällt man in den Fehler, den Seneca im Allgemeinen mit den Worten rügt: Simile confuso est, quicquid usque in pulverem redactum est. Analog ist jene Spaltung der Unterscheidung einer allgemeinen Körperbewegungslehre, einer allgemeinen theils turnerischen, theils militärischen Gymnastik zur Stärkung und Uebung der Glieder, zur Steigerung der Wehrkraft und einer curativen Heilgymnastik. Letztere hat bekanntlich zum Gegenstand: den gestörten Antagonismus zwischen bezüglichen Muskeln dadurch zu heilen, ins Gleichgewicht zurückzuführen, dass die gesunkene Thätigkeit in den erschlafften, schwächeren Muskelpartieen auf eine den Kräften entsprechende mechanische, orthopädische Weise durch eine bevorzugte und allmälige Uebung gegen andere erhoben und gestärkt werde, um hier durch die nach der stärkeren Seite

*) Ob »man auch den curativen Gebrauch eines ozonhaltigen Wassers wird hierher rechnen können, steht bei seiner noch problematischen Beschaffenheit und den Angaben von Rammelsberg, Böttger u. A. gegenüber noch dahin.

abgewichenen Glieder wieder in die normale Lage zurückzuführen. Während nun die allgemeine Diätetik das physiologische und durch Erfahrungen der methodus ex juvantibus et nocentibus gesicherte Verständniss ist: von der der Gesundheit und den Verhältnissen gemässen Zubereitung und Gebrauchsweise der allgemeinen Lebensmittel in dem wesentlichen Complex von Speise, Getränk, Luft, Wärme, Licht, Bewegung, Entwicklung und Pflege der Sinne und der Seele, auf dass durch die, diesem täglichen Bedürfniss von ursprünglicher Natur aus bestens entsprechenden Organe und Functionen das dem Leib und der Seele Homologe angezogen, das Heterogene aber abgeschieden und ausgestossen werde (nur im Mutterleibe ist die Homologie rein!), wird nach den Principien einer besonderen curativen Diätetik, durch den prävalenten Gebrauch gewisser oben bezeichneter Lebensmittel eine mangelnde oder schwache Reaction geweckt und bethätigt, um hierdurch das Gleichgewicht wieder herzustellen, und zwar entweder mehr auf dem Wege der Assimilation oder Verjüngung oder mehr auf dem der Reinigung oder Mauserung, je nach dem Grade des Ernährungszustandes und der Reaction oder Widerstandskraft.

In extremen Entwickelungen, mehr und weniger abhängig von individuellen eigenwilligen Ansichten, nicht selten von vortheilischen Rücksichten hat die curative Diätetik verschiedene diätetische Heilmethoden erzeugt, von denen es fraglich ist, ob sie wirklich für die Dauer von directem Nutzen sein werden, ob sie sich vor dem Forum allgemeiner diätetischer Principien, nicht minder vor den Forderungen einer leiblich und seelisch guten Erziehung und den Anforderungen an die moralische Kraft halten und bewähren werden. Es gehören hierher u. A. die sogenannte Schroth'sche Semmelcur, in welcher durch die abnorme Diät von fast alleinigem täglichen Semmelessen endlich ein quälender Durst und eine fieberhafte Reaction erzwungen werden, damit in diesem Kampf, unterstützt durch periodischen Weingenuss und feuchte warme Umschläge, der Organismus wieder zur Gesundheit einlenke, ferner Fr. Hahn's Vegetarianismus oder der ausschliessliche Gebrauch der Pflanzenspeise und Vermeidung der Reizgetränke, daher auch Toaste mit Himbeerwasser auszubringen sind!, weiter Barry's Revalenta arabica und Warton's Ervalenta (jene Saubohnen-, diese Linsen-, Mais- und Durramehl), die Banting'sche Cur gegen Fettleibigkeit durch exclusiven Fleischgenuss, die Hoff'sche und Trommer'sche Malzextractcur u. a. m. Sind nun die Mittel der curativen Diätetik von den Medicamenten wesentlich dadurch verschieden, dass sie dem Organismus noch in verschiedenem Grade homolog, während die medicamentösen Potenzen, zu welchen auch ein Theil der Mineralquellen, insbesondere die Schwefel-, Eisen-, Bitter- und Glaubersalz-Quellen, gerechnet werden können, der Organik und Dynamik des Organismus mehr und weniger heterogen sind, weil sie, wenn auch nicht in eigentlich specifischer, doch in specieller Wirkungsweise auf gewisse organische Partieen vorzugsweise gerichtet sind, und damit, je nach den verschiedenen organischen Zuständen, mehr oder weniger different wirken: so haben sie doch auch eine gewisse Analogie mit jenen; und diese wollen wir zunächst weiter erwägen. Johannes Müller vergleicht sehr gut die Ernährung oder Nutrition, wie z. B. die der muskulösen, faserstoffigen Organe bei dem Hindurchgehen des Bluts durch sie: dass sie das Fibrin, die der eiweissstoff-fettigen Organe, wie das Gehirn und die Nerven: dass sie den Eiweissstoff und besondere Fette anziehen, dass also das Gestaltete das ebenbürtige aufgelöste Gestaltbare attrahire und plastisch bestimme, mit der Anziehung und Abscheidung des Salpeters aus einem aufgelösten Salpeter-Glaubersalzgemisch durch einen Salpeterkrystall, desgleichen des Glaubersalzes in einem anderen Falle durch einen Glaubersalzkrystall. Es kann nun aber jene Action im Organismus wohl immer nur mittelst besonderer Strömungen zu Stande kommen, die ich zum Unterschiede von anderen als conforme congestive bezeichnen möchte: wir wissen, dass die Harnsäure und der Harnstoff, mindestens im normalen Zustande, auf ihrem Blutwege zu dem Harnabscheidungssystem, zu den Nieren zunächst gewiesen werden, wie die Kohlensäure zur Lunge, hinsichtlich adiätetischer äusserer Dinge: das Pigment der Färberröthe zu den Knochen, Kupfer-Spiessglanz- und Bleipräparate vorzugsweise, wie es scheint, zur Leber, Canthariden und Phosphor zu den Sexualorganen, Weingeist zum Gehirn, Wein zum Herzen, Belladonna zu den Augen, Schwefel, Aloe zu den Venen u. m. a. Jedenfalls wird aber die Wirkung, von starken alterirenden Chemikalien abgesehen, nur in lebendigen, mit qualitativ verschiedenen Nerven versehenen Organen zu Stande kommen. Die specielle, im gewöhnlichem Sinne specifische, d. h. organlich oder functionell verwandte Wirkung, meine ich, wird darin bestehen, dass, während jene Potenzen auf dem übrigen Blutwege mehr oder weniger indifferent, fast unwirksam sind, in jenem durch eine eigenthümliche Anziehung, ich möchte sie der des Sauerstoffs und Kohlenoxydgases zum Blut vergleichen, und zwar an den benachbarten Nerven stagnirend oder anhaltend, ähnlich den Geschmacks- und Geruchssubstanzen, den Emeticis und Purgantibus, hier eine kürzere oder längere Erregung der bezüglichen Localität hervorbringen, und mit dieser Irritation die organische Widerstandskraft, somit auch die organische Thätigkeit zu steigern und aus einer gewissen Latenz zu wecken vermögen. Dass der eigenthümlichen Wirkungsweise mancher Substanzen eine Zersetzung vorausgeht, ist sehr wahrscheinlich. So wird z. B. nach dem Gebrauch der Santonins ein gelb oder grün gefärbter Harn gelassen, der auf Zusatz von Alkali kirsch- oder purpurroth wird. Bei allen organischen und manchen salinischen mineralischen, in den organischen Flüssigkeiten leicht auflöslichen Mitteln kann, aus bekannten physiologischen Gründen, eine schädliche Wirkung früher oder später wieder gut gemacht werden, wenn sonst Qualität und Dosis des Medicaments nach dem Gebot der Methodus ex juvantibus et nocentibus indicirt sind. Findet nun aber bei einer mineralischen Substanz das Gegentheil von der eben bemerkten Eigenschaft statt, so kann es leicht längere Zeit in den Organen verbleiben, wie wir es vom Silber, Quecksilber, Blei, Arsenik wissen, und jene histologischen Eigenschaften untergraben! Sehen wir doch auch deutlich an den durch Krapproth gefärbten Knochen bei Schafen, dass selbst organische Substanzen längere Zeit stagniren können. Wenn auch einige Versuche zu beweisen suchen, wie z. B. die von Mayençon und Bergeret, dass von den subcutanen Injectionen von Quecksilbersublimat und Arsenik, nachdem sie sich durch den ganzen Organismus vertheilt hatten, nach dem vierten Tage nichts davon im Körper zurückgeblieben war, so lehren wieder andere Versuche und Beobachtungen, dass die Reinigung von solchen feindlichen Dingen oft nur unvollkommen stattfindet. Wir wollen nur an die sogenannten künstlichen Mohren durch Silbersalze erinnern. Dass auch Minima von organischen Giften in ähnlicher Weise an einer neutralen Oertlichkeit abgesetzt, latent werden, dann unter gewissen, ihrer Wirksamkeit günstigen Umständen, in Bewegung kommen und nun ihre zerstörende Action kund thun können, ist im Hinblick auf Wasserscheu-, Syphilis- und andere Gifte nicht unwahrscheinlich. Ein besonders wichtiger Umstand für die Arzeneien sowohl, wie für gewisse Mittel der curativen Diätetik ist die Wirkungs-Verschiedenheit in grösseren und kleineren Dosen, mit welchen letzteren ich jedoch hier keine homöopathischen meine. Es hängt eine Reflexion hierüber mit dem eben Bemerkten nahe zusammen: die kleinen Dosen nämlich sind oft mehr oder weniger indifferent oder neutral für die Verdauungsorgane, und zwar für deren Nerven, von grösseren Dosen werden diese aber erschüttert und zur Reaction, gewöhnlich in Erbrechen und Purgiren, bestimmt werden; jene nun aber gehen ungehindert in's Blut, treffen von hier aus auf empfindliche Organe, und bringen somit mehr innere Erregung und aus dem Innersten bedingte Ausscheidungen hervor. Namentlich treten die kleineren Dosen organisch saurer Salze von Citronen-, Weinstein- und Aepfelsäure mild und ohne sonderliche Erregung in's Blut, von hier aus nun gelangen sie als Carbonate zu den Reinigungsorganen, deren Thätigkeit sie so in milder Weise anspornen und ihnen zu Krisen verhelfen; eine Wirkung, die insgemein als eine auflösende, solvirende bezeichnet wird. Diesen heilsamen inneren Wirkungen kleiner Dosen muss man aber Zeit lassen. Erfahrungsmässig kommt die heilsame Wirkung von Heilquellen und ähnlichen Mitteln nicht selten erst nach.

§ 2. Bekanntlich ist es eine der schwierigsten Aufgaben, für die medicamentösen, mehr und weniger heterogenen Stoffe der Kunstheilkunde die Indication oder entsprechende Wahl, die Dosis und Zeitdauer ihrer Wirkung zu bestimmen, in letzterer Beziehung insbesondere nicht etwa durch zu langen Gebrauch des Medicaments die heilsame Wirkung zum Umschlag zu einer geringeren oder grösseren Arznei-Krankheit kommen zu lassen. Es gehört eine längere Uebung eines intelligenten und rechtschaffenen Arztes dazu, dieser Aufgabe auch nur bis zur eigenen Zufriedenheit zu genügen. Viel weniger schwierig ist sie für den Gebrauch der natürlichen oder homologen Curmittel, theils weil sie eine in diesen Worten bezeichnete directe physiologische Beschaffenheit und Beziehung haben, und damit auch die organische Gesammtheit für ihre heilsame Wirkung, für ihre Indication, Dosis und Zeitdauer des Gebrauchs einsteht, theils auch, weil ihre Kenntniss eine physiologische und volksthümliche Grundlage, ich meine damit auch eine erfahrungsreiche, hat. Für die volle Entwickelung ihrer conformen oder adäquaten heilsamen Kräfte kommt es nun hier gar sehr auf eine gute, durchgreifende Wirkung an, damit namentlich in der Säfte- und Blutbildung und der von hier aus bedingten weiteren Verwendung der Lebensstoffe, ein so heilsamer tieferer Umschwung (humoralpathologisch) zu Stande komme, dass weiterhin auch die Organe, die festen Gebilde (solidarpathologisch), welche, so lange das Leben dauert, einem permanenten Heilbestreben des Organismus unterthan sind, in die alte Harmonie und Beschaffenheit einlenken. Ich will hier zur Bekräftigung die hundertjährigen trefflichen Worte eines erfahrenen Arztes anführen: das fünfte und das sechste Impediment der Cur, sagte er, ist, dass man die Natur und deren Wirkung, welche in den ordentlichen Successibus beruhet, darinnen so wenig achtet, ihr vielmehr nicht Zeit und Weile lässt, sondern in Curen Alles voreilig mit so vielen und langen Compositionen auszurichten meynet: da das Eine involviret, das Andre adstringiret, das Dritte resolviret, das Vierte coaguliret und impissiret: Oder bald dieses, bald jenes, ganz unnöthiger Weise, verändert und appliciret, mithin den Bewegungen und Intentionen der Natur zuwider gehandelt wird, da man doch mit einem bloss simplen Mittel (denn die Natur liebt das Simple und Einfache vor allem überflüssigen Vorrath) bei guter Ruhe vielmals weit mehr hätte ausrichten können. Galen, bemerkt derselbe Arzt weiter, schreibt: wo die Natur eine Materie recht vollkommen unterbringen oder kochen will, da nimmt sie sich zu der Verdauung in visceribus gute Zeit: Ἔνθα γὰρ ἀκριβῶς κατεργάσασθαι τὴν ὕλην ἡ φύσις βούλεται, πολυχρόνων αὐτῆς διατριβὴν ἐν τοῖς γὰρ πεψείοις ὀργάνοις παρασκευάζει. Es kostet bei der Behandlung von Schäden, Geschwüren u. a. grosse Bemühung und Weitläufigkeit, fährt er fort, wo man die gehinderte Wirkung der Natur aus Mangel heilender Humorum nicht erwogen, denn es hat da gemeiniglich an guten Säften im Blute gefehlt, wie Galen sagt: man soll wissen, dass zur Materie, zur Erzeugung des Fleisches ein gutes Blut diene, der Werkmeister aller Kunst aber die Natur sei: Δεῖ γινώσκειν τι περὶ σαρκὸς γενέσεως ἡ ὕλη μὲν αὐτῆς αἷμα χρηστὸν, ὅδ᾽ οἷον δημιουργὸς δὲ καὶ τεχνίτης ἡ φύσις. — Wiederum ist es aber auch sattsam erwiesen, dass der Organismus sich an gewisse medicamentöse, heterogene Stoffe bis zur anscheinenden Indifferenz gegen sie gewöhnen könne; ja es kann die Macht der Gewohnheit soweit gehen, dass Menschen, die bisher eine mehr unreine Luft geathmet, ein nur mittelmässig gutes Wasser getrunken, und in nicht der Gesundheit besonders günstigen Verhältnissen längere Zeit gelebt haben, in Gefahr kommen können, wenn sie plötzlich in bezügliche bessere Verhältnisse gesetzt werden. Für die Mittel der curativen Diätetik findet ein solches Gewöhnen noch bei weitem mehr Statt, als bei denen der Kunstmedicin; es kann da Fälle genug geben, wo der Wechsel und Complex der curativen Heilmittel wesentlich indicirt sind, wie ihn in bester Weise Cur-Reisen, climatische Curorte darzubieten vermögen.

§ 3. Zu den ausgezeichneteren Mitteln der curativen Diätetik, von der allgemeinen Ernährungs- und Entziehungs-Cur sehen wir selbstverständlich hier ab, gehören: 1) Erweckung, Entwicklung, Stärkung der Muskelkraft im Turnen, in der Heilgymnastik, in der vortrefflichen Zimmergymnastik mit und ohne Hantelübungen, welche letztere, da sie noch viel zu wenig gewürdigt und geordnet sind, nicht genug gepriesen werden können; gar viele krankhafte Zustände kann man mit ihnen verarbeiten, wie man deren nicht wenige so zu sagen verspeisen und verlaufen kann. Aber eine leibliche Uebung ist, nach dem Sinne des Vortworts, hier gemeint, die der moralischen sich zugesellt; denn leibliche Uebung allein sagt der Apostel Paulus ist wenig nütze. Ich will hier, da es kein weiterer und besonderer Gegenstand der Schrift sein kann, des, am meisten in Frankreich zur Geltung gekommenen, kunstmässig gehandhabten Volksmittels des Leibknetens und Streichens an sich oder auch verbunden mit Warm- und Dampfbädern, mit Oeleinreibungen und Frictionen gedenken, was ja überaus heilsam sein kann zur: Vervollkommnung des Stoffwechsels, zur Beförderung der Mauserung, zu einer belebenden Erregung beider Nervensphären, zur Beseitigung von lähmigen, rheumatischen und neuralgischen Zuständen; 2) Erweckung, Entwickelung und Stärkung der Thätigkeit der Haut und Nieren in den Wasser- und damit verbundenen Frictionscuren, oder auch wohl in diesen letzteren allein; 3) Erweckung, Entwickelung und Stärkung der Athmungskraft (sammt Haut- und Muskelthätigkeit) in täglichem Luftgenuss auf weiteren Gängen, bergauf, bergab, besonders auf Fussreissen; 4) Erweckung, Entwickelung, Stärkung der Thätigkeit der so wichtigen Drüsengebilde mittels der Fruchtsaft-, Trauben-, Molken-, Kräutercur etc. Zur kurzen praktischen Bezeichnung dieser diätetischen Curen könnte es gestattet sein, von Glieder-, Haut-, Brust- und Eingeweide- oder Drüsen-Cur zu sprechen, welche letztere bald mehr eine Nähr- bald mehr eine Mauser- oder Reinigungs-Cur sein würde —. Wenn sich nun auch die Schrift auf 4) beschränken will, so wird des doch motivirt sein, diesem Hauptgegenstand noch einige Reflexionen auf 2) und 3) voranzuschicken. Wie zu jeder Sache es einer gewissen Erfahrung und praktischen Gewandtheit bedarf, so fordert auch die curative Diätetik eine ärztliche Beihülfe, einen Leiter zu einem richtigen Gebrauch, einen Führer, der die climatischen, physischen socialen Einflüsse kennt, und mit Sorgfalt zu individualisiren versteht, wenngleich es auch werthvolle belehrende Schriften und Anweisungen für curative Diätetik giebt.

§ 4. Eine sachverständige geschickte, liebreiche, treue Krankenpflege ist zweifelsohne eine wesentliche Ergänzung der ärztlichen Kunst und Behandlung, ganz besonders der diätetischen. Ein Haupterforderniss dazu ist die geübte, gelenke, lebensfrische Kraft, die opferfreudige Nächstenliebe, der Verein von festem Sinn und mildem Herzen. Nirgendsmehr kann sich die Wahrhaftigkeit der Menschenfreundlichkeit bewähren als in der Krankenpflege; nur der, der sich täglich sagt: »der Glaube ohne That ist der Tod an ihm selber«, vermag den mühevollen Beruf der Krankenpflege, welche den Leib und die Seele zugleich angeht, zu erfüllen; in diesem Glauben aber liegt auch eine den Leib des Pflegenden schützende Kraft! Die Macht des gewöhnlichen heiteren Gemüths mit seinen guten Vorsätzen, den Schwachen und Kranken zu pflegen und zu erheitern, wird ohne jene höhere Weihe tausendfach gebeugt durch den wandelbaren Sinn des Menschen, durch die vielfachen Variationen, denen auch selbst jedes edle Gefühl in der Menschenbrust unterliegt.

Beschwere dich nicht, spricht Jesus Sirach, die Kranken zu besuchen, denn um desswillen wirst du geliebt. Es giebt wohl keine grössere Sicherheit für den Leidenden als das Zusammenwirken der geschickten treuen Krankenpflege mit der geübten Kunst des erfahrenen Hausarztes, der am besten im Stande ist, mit einem leichten Ueberblick das Wesen und alle besonderen Verhältnisse einer Krankheit zu übersehen und richtig zu beurtheilen.

Die sachverständige Krankenpflege muss militärisch pünktlich in der Ordnung und Reinlichkeit und christlich in der Behandlung sein; eine solche heranzubilden, ist eine wesentliche Aufgabe der Gesellschaft. Die geübte That giebt doch erst dem humanen, heiligen Wollen das wahre Gedeihen. Die preussische Commission für die Verbesserung der Militärlazarethe aus den letzten berühmten Kriegsjahren sagt in ihrem Bericht, dass die freiwilligen Krankenpflegerinnen, trotz ihrer anzuerkennenden Aufopferung, mehr störend als helfend, dass dagegen die geübten und erfahrenen Krankenpflegerinnen sehr brauchbar wären: Wir müssen uns im Allgemeinen in die Leiden und Schmerzen der Seele und des Leibes der Kranken hineinversetzen, im Besondern auch, um nicht jeden Gedrückten für einen Hypochondristen zu halten, in die Verstimmungen und anscheinenden Absonderlichkeiten der Unterleibskranken, der Hysterischen und in die Besorgnisse der Schwindsüchtigen u. a. bis zu einem gewissen Grade eingehen, und sie von dieser Sympathie aus von den wohl nicht unbegründeten Einbildungen ableiten, sie durch Schilderungen von ähnlichen Leidenden, welche geheilt seien, erheben, und für die Cur vorbereiten. — Da jedenfalls das weibliche Geschlecht zu jener wichtigen Ergänzung der ärztlichen Behandlung vorzugsweise geeignet ist, so dürfen wir hoffen, dass in den weiteren Fortschritten der Civilisation das gebildete Weib in dieser medicinischen Beziehung sicherer als es noch bisher geschehen ist, ein bedeutsames Berufsleben gewinnen werde, wenn nur nicht in menschnaturwidrigen Uebergriffen der gesellschaftlichen Entwicklung geschadet wird. Wenn zu einer höheren, intelligenten Krankenpflege gehören: ein allgemeines praktisches Verständniss der Krankenprüfung, bezüglich der Befähigung zu Berichten an den Arzt, Achtung vor der Eigenmacht des Organismus und seiner eigenen Erhaltungs- oder Heilkraft, Geübtheit in der Bereitung des Krankenlagers, allgemeine, in der wiederholentlichen lebendigen Beobachtung am Krankenbette gesicherte Kenntniss von den am meisten vorkommenden Krankheiten des Menschen, sowie präsenter diagnostischer Ueberblick über dieselben, Bekanntschaft mit den Vorboten, Stadien der Krankheiten, mit den Gefahren der Ansteckung, mit den Umständen, unter welchen Metastasen oder Zurücktretungen auf innere Theile, unter welchen Complicationen oder die Macht des Krankheitsprocesses verstärkende Vereinigungen mit andern Krankheiten geschehen können, Hinwegräumung aller äusseren Hindernisse der Heilung, Kenntniss der Krisen, geübte Kenntniss dessen was Kranken, Schwachen, Reconvalescenten an Speisen und Getränken heilsam ist u. m. A. wenn, sage ich, an eine intelligente Krankenpflege solche Forderungen gemacht werden, dann freilich bedürfte es besonderer Studienreformen und Erweiterungen, theils auf den Hochschulen der Medicin, wo sie anerkannt immer dringlicher werden, theils in den höheren praktischen Bildungsanstalten für Heilgehülfen beiderlei Geschlechts, insbesondere für solche Institute, welche diätetisch verständige Mütter und intelligente geübte Krankenpflegerinnen zu bilden berufen sind. In einer anderen wissenschaftlichen Arbeit habe ich der Errichtung von Gesundheitsräthen in jeder Stadt für die Erhaltung und Förderung der öffentlichen Gesundheit das Wort geredet: an einer höheren Beziehung der diätetischen d. h. zu Saft und Kraft verhelfenden Volkspflege darf es aber dann nicht fehlen, und da werden wir wohl mit Pettenkofer's und mancher Anderer warmen Worte übereinstimmen, dass die öffentliche Gesundheitspflege und bezüglichen öffentlichen Prüfungen in den Universitäts-Unterricht mögen aufgenommen werden, freilich wohl in geeigneter heilsamer praktischer Weise!

§ 5. Die Geschichte der Anwendung des Wassers von niederen, mittleren und höheren Temperaturen, zur Abhärtung oder Steigerung der Widerstandskraft der Aussenseite des Organismus, zur Förderung der Reinigung und Mauserung, zur Entfernung von Krankheitsstoffen aus der Haut und inneren Gebilden des Organismus — zeigt nicht minder, wie die vieler anderer Mittel, welche man zu diesen und ähnlichen Zwecken seit Jahrhunderten in Gebrauch gezogen hat, wie lange Zeit in heilkundiger Hinsicht ein gemeinsames volksthümliches Verständniss, selbst der allgemeinsten unmittelbaren Lebens-Mittel, erfordert. Der Mensch, wenn auch nicht frei, doch, nach einem sichtbaren Gotteswillen, zur Freiheit geboren, ist von dem Thiere wesentlich dadurch verschieden, dass er sich überall von dem Instinkt in ihm zu einem instinktiven Naturverständniss erheben kann, und dass jener in diesem den übrigen heiligen Gaben an die Menschheit conform gemacht worden ist. So muss sich denn auch der Mensch durch viele Mühen und Beirrungen im Einzelnen hindurch eine Naturgabe erringen, die ihn in ähnlicher Weise sichere, wie der Instinkt das Thier.

Dass die Kälte oder die niedrigen Temperaturen mittelst des Wassers am bequemsten und zweckmässigsten an unsern Körper und namentlich an die Hautgebilde gebracht werden können, liegt auf der Hand, und wird es begreiflich sein, dass auch innerhalb des thierischen Organismus, unter den irgendwo in ihm aufgekommenen physikalischen Differenzen, die Strömungen der Wärme zur Herstellung des Gleichgewichts die schnellsten, zugleich natürlichsten und homologsten Mittel sein werden und sein müssen. Wird die Haut irgendwo merklich abgekühlt und gesorgt für die Isolirung nach aussen durch trockene Umwicklung, so wird ihr von anderen inneren höher temperirten Theilen Wärme zuströmen, um das thermische und das damit zusammenhängende organische Gleichgewicht wieder herzustellen. Entweder ist diese Wärme zufolge eines inneren, mehr und weniger beschleunigten und erhöhten Stoffumsatzes schon gegeben, oder die demselben vorstehenden Functionen werden sofort aufgeboten, das entzogene Quantum Wärme im Innern zu producirren. Unter Umständen können nun hierdurch drei heilsame Wirkungen bedingt werden: 1) es wird der äussere Theil direct, der innere, das Blut zunächst, indirect abgekühlt, 2) es wird die organische Erhaltungskraft in beiden Sphären gesteigert, dort direct, hier indirect, 3) es werden dem gesunden Theil des Organismus conforme congestive Strömungen erzeugt, diese aber, ohne arzneiliche Einmischung, dem Krankheitsprocesse abgezwungen. Voraussetzung ist, dass der Regel: principiis obsta und dem Verhältniss der Reactionskraft genügt werde, welche letztere individuell nach Alters- und Geschlechtsdifferenzen sehr verschieden sein kann, und den vollen praktischen gleichwohl physiologischen Tact des Heilenden erfordert, zumal der Culturmensch mit dem Mangel an qualitativ-instinctivem Naturverständniss auch an quantitativem verliert.

Man wird in mancher Beziehung dem alten Cultus des Badens in mehreren asiatischen Ländern nur das Wort reden können. — Wenn sich die alten Deutschen, wie Hufeland meint, in den geeigneten Monaten durch kalte Flussbäder (1 bis 3 Min.) so kräftig machten, so ist daran gewiss manches Wahre, da auf diese Weise zur Heilsamkeit des kalten Wassers die der freien, reinen sonnigen Luft —, der freien ungezwungenen Bewegungen und deren Maass durch die tägliche Erfahrung Vieler hinzukommen —; auch muss sehr in Anschlag gebracht werden, welch' heilsamer kraftgebender Zufluss — den Muskeln zu Theil, und wie so zugleich die Haut von Mauserstoffen frei wird. Wie alles Gemeinsame im Fortschritt zurückgehalten wird durch lange kriegerische Ereignisse, durch Standesunterschiede und Vorurtheile, so war es auch im Gebrauch des öffentlichen und häuslichen kalten Badens, was nach mehrmaligem Wechsel von Bevorzugung und Verfall — erst in den letzten Decennien zu einem Dauer verheissenden richtigen Verständniss gekommen ist, nachdem das geschichtlich merkwürdige Ereigniss des Durchbruchs eines mächtigen Naturinstinkts in dem Bauer, Priessnitz die Praxis der Wassercur zu einer intelligenteren Entwicklung gebracht hat. Eine wesentliche Zugehörigkeit zu den Kaltwassercuren sind: Vorbereitung durch einige kurze laue Bäder, durch Luft- und Naturgenuss in climatisch entsprechenden Gegenden, kalte Abreibungen (Reiben mit der flachen Hand), ohne welche Complexe keine rationelle Wassercur bestehen kann, ferner, dass während dieser Zeit nichts in den Körper gebracht werde, wovon Mauserstoffe im Körper liegen bleiben können und möglichst einfache natürliche (also auch nicht gewürzte) Nahrung, gutes Wasser, schönes reifes Obst, veränderte Lebensweise in einem gemüthlichen Beisammensein. Die Priessnitz'sche Cur entsprach im Wesentlichen diesen Erfordernissen; sie hatte nur das wider sich, dass einige ihrer Proceduren theils physiologisch unmotivirt, theils zarten organischen Kräften, insbesondere nervösen und hektischen Personen, nicht adaequat waren, dadurch — die Krankheit brechende und reinigende Krisen zurückgehalten oder unterdrückt wurden. Dass die dickstrahligen heftigen Douchen auf, an solche mächtige Erschütterungen ungewöhnte Theile, die zu sehr beschränkten kalten Localbäder und Umschläge, wie der Neptunsgürtel, das viele gepresste Schwitzen —, sowie ein Uebermaass des Kaltwassertrinkens nicht selten mehr Siechthum als Erkräftigung und Heilung gebracht haben, das kann wohl nicht geleugnet werden.

§ 6. Ein sehr heilsames Ensemble von curativen diätetischen Mitteln liefern die climatisch günstig gelegenen Seebäder, insofern sie hinsichtlich des heilsamen Kampfes mit den Wellen und ihrer der Haut wohlthuenden Schlägen, der Reinheit und gemässigten Temperatur der Luft, der die Thätigkeit der Haut (bis zur Erregung von Röthe, Brennen, Jucken, Ausschlägen, Abschuppungen u. a.) erregenden Kälte und Wirksamkeit der

See-Salze eine Glieder-, Haut- und Brustcur in sich vereinigen; vorausgesetzt, dass der Seebadende die entsprechende Reaction hat, um die Nerven-Alterationen, die plötzlich veränderten Strömungen, welche den heilsamen Wirkungen nothwendig vorhergehen, ertragen zu können. Dass die Seebäder, verständig gebraucht, sehr erspriessliche Mittel sind gegen Schwäche und Erkältbarkeit der Haut und der Athmungsorgane, gegen schwindsüchtige Anlage, rheumatische, neuralgische Disposition und Reizbarkeit gegen Lähmigkeit der Muskeln, secundär gegen Scropheln, Sexualschwäche liegt nach Obigem auf der Hand. Die Kühle des Wassers, der Anprall der Wellen (durch diese im Wasser erzeugte electrische Ströme kommen hierbei schwerlich in irgend einen Betracht), das frohe freudige Einathmen der Meeresluft unter freiem Himmel sind so wesentlich, dass es ein Widerspruch sein würde, warmen Seebädern das Wort zu reden; nur unter einigen besonderen Umständen mögen sie einen diätetischen Werth haben. Der herrlichen Reinheit der Seeluft gegenüber, welche nicht wenig dazu beiträgt, dass Tuberkeln und Scropheln, Rheumatismen und Gicht vom Seemann fern bleiben, könnte man für manchen chronischen Kranken, dessen Verhältnisse dazu passen, kürzere oder längere Seefahrten für ganz besonders heilsam halten, wie denn auch wohl Manche auf solchen ihre Kraft und Gesundheit wieder gewonnen haben. Aber es ist wohl das Ensemble von Seekrankheit, Unbestimmtheit der Fahrt, Seegefahren, Unreinheit der Luft in den Schiffsräumen von Dünsten der Maschinen, Einförmigkeit und Schwerverdaulichkeit der Nahrungsmittel, nicht seltener Mangel an frischem Trinkwasser und dgl. oft ungünstig genug, um im Allgemeinen davon abzurathen.

§ 7. Das Wasser, als ein aus der völlig neutralen chemischen Verbindung zweier dem Aufbau des organischen Leibes nothwendigen Elementen, des Wasserstoffs und Sauerstoffs, hervorgehendes Medium — wäre ohne diese Neutralität oder Indifferenz im Widerspruch mit den Zwecken der Natur. Es ist in diesem Zustand, wie es ein ursprüngliches nothwendiges Bildungsmaterial darbietet, auch ein wesentlicher Träger oder Vermittler der Wärme, als der Potenz, die in der ausserorganischen wie in der organischen Natur die wichtigsten physikalischen Unterschiede mit ihren so wesentlichen Consequenzen hervorbringt. Die Verschiedenheit der Einflüsse, welche der Mensch von den kalten, gemässigten und heissen Zonen erfährt durch die climatischen Temperaturverschiedenheiten, finden sich, mindestens zum Theil, im Kleinen wieder in der längeren, insbesondere äusseren Anwendung des kalten, kühlen oder mässig warmen und heissen Wassers. Dem kalten Wasser sind in den vorigen Paragraphen einige curativ diätetische Reflexionen gewidmet worden: In der Kaltwassercur ist nun die Kälte vorzugsweise die Heilpotenz, das Wasser ihr Träger —; durch die Kälte erzeugen wir eben, wie im § 6 bemerkt, im Organismus heilsame Reactionen bezüglich der actuellen und latenten — vitalen Kraft.

Durch die Erwärmung des Wassers bis 25—30° R. als der Temperatur der warmen Bäder und nahe der Blutwärme wird zwar noch eine geringe physikalische Differenz gesetzt, doch kann wohl auf dieser ihre heilsame Wirkung, ihre curative Anwendung nicht wesentlich beruhen; denn ein Aufgebot zur innern Wärmeproduction, zur Verstärkung der Reaction findet nicht oder nur in einem geringen Masse Statt; wie denn auch, da die Kräfte nicht entwickelt und gestärkt werden, wenn sie nicht zur Uebung kommen, Verweichlichung und Erschlaffung, zunächst in den Festgebilden, folgen werden, welche sich aber nach dem organischen Gesetz —, früher oder später auch andern Functionen mittheilen. — Bei Mangel der Ernährung mögen die warmen Bäder neben anderweitiger guter Pflege die Secretion und Anlagerung von Fett in gedeihlicher Weise fördern; eine unverhältnissmässige Häufigkeit derselben kann aber auch hier wieder eine unerspriessliche Beleibtheit erzeugen, wenn sie eben auf einer Ablagerung von Fett beruht, die schon die freie Beweglichkeit der Organe hindert, und mehr einem stagnirenden kohlen- und wasserstoffreichen Mauserstoff angehört. Da für eine orientalische Frauenschönheit auch einem beträchtlichen Fettpolster der Glieder ein grosser Werth beigelegt wird, so sind im Orient die warmen Bäder sehr beliebt. Wohl aber kann unter Umständen der mässige Gebrauch der warmen Bäder, vollends mit entsprechenden Frictionen verbunden, eines der natürlichsten und schätzbarsten Mittel sein, zu allgemeiner milder, behaglicher Anregung der organischen Functionen, der spagirischen Kunst des thierischen Leibes, vgl. Vorwort, zur gleichmässigen Vertheilung, Besänftigung, Beruhigung aller Verrichtungen, insbesondere zur Reinigung und Mauserung der Haut, des Organs, was für Eingang und Ausgang auch von Krankheitsursachen von so grosser Bedeutung ist. Mehr von diesem Gegenstand in dieser Schrift zu sagen, würde unmotivirt sein. Dass der innere curative Gebrauch des warmen Wassers z. B. gegen gichtische und ähnliche Beschwerden obsolet geworden ist, lässt sich wohl schon aus der obigen Andeutung leicht erklären. Dass Chinesen und Japanesen die Kühle der Getränke meiden, und Alles nur warm trinken, das mag wohl im Zusammenhang mit ihrer moralischen und physischen Verweichlichung stehen, obschon man den Grund davon auch in der Beschaffenheit des Wassers gesucht hat. Der Christ, der Deutsche wird den besten diätetischen Rath: »wer Kräfte hat, wird durch Gebrauch von Gott noch mehr bekommen« am freudigsten aussprechen.

Dampfbäder gehören wegen der hohen Temperaturen mehr zu dem Bereich der Kunstheilkunde als zu dem der curativen Diätetik; sie fordern auch wesentlich ein besonderes praktisches physiologisches Verständniss. Ihre physikalische Wirkung läuft auf Auflockerung, Aufweichung, Verstärkung der Imbibition, ihre chemische auf eindringende Ab- und Auflösung und Entfernung inveterirter Mauserstoffe und damit zusammenhängender Stockungen — durch die Kraft des höher temperirten, insbesondere des dampfförmigen Wassers, und auf die Schweissbildung hinaus —. Die physiologische oder neurodynamische Wirkung macht sich geltend: in der Erregung der Haut- und der zu den Gefässen und Drüsen gehenden Nerven. Aus diesem und aus jenem oben bemerkten physikalischen Grunde entstehen Strömungen, prävalent von innen nach aussen als Turgescenzen, die man durch kaltes Uebergiessen vor Excessen zu sichern sucht. Unter der erforderlichen Verhüllung des Körpers folgt dann nun der Turgescenz nach physiologischer Nothwendigkeit der profuse und heilsame Schweiss, dem sich wohl auch in gewissen Fällen eine kräftigere Harn-Mauser anschliesst. So kann es gelingen, dass sich unter diesem Aufgebot, was freilich auch den Kräften angemessen sein muss, der Leib so zu sagen bis zu den Sehnen und Knochen reinigt —, dass die krankhaften Congestionen zu diesen und die Absätze um dieselben verschwinden, und bekanntlich sind Dampfbäder bei Gicht, gichtischen Rheumatismen, chronischen Uebeln aus Erkältungen, Durchnässungen, übermässigen Anstrengungen auf Reisen, Märschen, Schlafmangel und dgl. am meisten indicirt, dass mit dieser Unterstützung der stets zum Normalen zurückverlangende Organismus in das gesunde

Geleis wieder einlenkt; wenn anders das Leben darnach eingerichtet wird, dass der Leib stets seiner Mauserstoffe vollkommen los werden kann.

Es liegt auf der Hand, dass vor und nach allen hydriatrischen Proceduren der Organismus sonst beruhigt und nicht seine Fluida, niedere und höhere, in anderen Strömungen begriffen sein dürfen: also ohne Aufregung im Gemüth, in den Nerven, in den Verdauungswerkzeugen (hier weder Fülle noch völlige Sure!), ohne zuvorige oder nachherige ermüdende Bewegung, wie man ebenso wenig, aus nahe liegendem physiologischem Grunde, nach dem Dampfbad eine unbedingte Ruhe rathsam heissen kann. Dass man ein Dampfbad nicht vor und bald nach der Mahlzeit, nicht nach Muskeln-, Herz- und Gefässerhitzung, ebenso wenig in der Gravidität, bei entzündlichem Blutandrang nach innen, bei Circulationsfehlern und in hohem Alter nehmen werde, ist aus dem Obigen und schon an sich selbstverständlich.

§ 8. »Wasser trinken alle Glieder« dieser treffliche diätetische Lehrspruch deutet in gleich einfacher Weise die organische Nothwendigkeit und Heilsamkeit des Wassers, wie auch im Allgemeinen die Entbehrlichkeit und mögliche Unheilsamkeit anderer Getränke an, denn eben dadurch, dass diese nicht alle, sondern nur einige Glieder trinken, dass sie nicht Natur- sondern Kunstgetränke sind, für welche der, so leicht irrende, menschliche Verstand erst das entsprechende Mass finden und bestimmen soll, können sie leicht den Grund zu geringeren und grösseren Störungen des organischen Gleichgewichts legen. Möge immer, so hoch die Civilisation auch steigen möge, des einsichtsvollen Worts Pindars: *ἀριστον μεν το ὑδωρ*, das Wasser ist doch das beste, gedacht und darnach gelebt werden! Luft und Wasser, und was sonst wesentlich von äusserer Seite her zu ihnen gehört, entsprechende Nahrung und Arbeit vorausgesetzt, sind die allgemeinsten Mittel, durch die der Mensch sein Blut rein, seinen Leib gesund und stark machen kann. Genugsam erwiesen ist es, dass das Wasser das nothwendige allgemeine Solvens oder Verflüssigungsmittel im Pflanzen- und Thierleibe, für die Erzeugung des Stoffs und die Umbildung desselben, für die Ausscheidung des unbrauchbar Gewordenen und zur Regulirung der organischen Temperatur ein nothwendiges Erforderniss ist. Keine Flüssigkeit durchdringt das organische Gewebe so leicht und so gleichmässig wie das Wasser; nur im Zustande der Durchfeuchtung sind die Organe lebensfähig und permeable Vermittler der physikalischen und neurodynamischen Einflüsse, Wechselwirkungen und Ausgleichungen. Es ist Thatsache, dass ein jedes actuelle Organ eine gewisse Menge von den Gewebstheilen desselben incorporirten, sogenannten Imbibitions-Wassers nöthig hat, und dieses zunächst aus dem Blute empfängt, dass ferner manche Gewebe noch mehr Wasser imbibiren, als sie im normalen Zustande enthalten, und damit ihren Umfang vergrössern. Dass das imbibirte Wasser organische und anorganische Theile mit sich führt, ist selbstverständlich, dass diese, namentlich die salinischen, auf die Menge des Wassers und dessen Bindungsweise influiren, ist mindestens sehr wahrscheinlich. Die physiologische Eigenthümlichkeit des imbibirten oder organlichen Wassers zeigt sich besonders darin, dass derartige Organe durch blosses Verdunsten bei der gewöhnlichen Temperatur nie trocken werden, sondern einen Theil des Wassers zurückbehalten; ganz besonders gilt dies von thierischen Organismen. Wird die Austrocknung künstlich bewirkt, und nicht bis zur absoluten Entfeuchtung gebracht, so können die so ausgetrockneten Organe das Wasser ganz oder doch zum Theil wieder aufnehmen. Diesem physiologischen Moment und den diätetischen Erfahrungen gegenüber, kann es nur erspriesslich erscheinen, dass man sich von Jugend auf, wo das instinctive Vermögen Zeit und Maass zu setzen lernt, den täglichen regelmässigen hinreichenden Genuss eines guten Trinkwassers von circa 10—15°, für dessen zuverlässige Beschaffung freilich noch mehr, als geschieht gesorgt werden müsste, angewöhne, und dass man sich ferner, was schwieriger ist, das Nichtwassertrinken abgewöhne. Ist dieses diätetische Regulativ versäumt worden, so können sich die Schleimhäute bei reizbaren Personen in einem Zustande befinden, dass es eine längere Zeit Vorsicht erfordert, das erspriessliche Quantum guten Trinkwassers ohne Beschwerde zu assimiliren, wie denn auch die an Wassertrinken Ungewöhnten, wenn sie in Wassercuren plötzlich zu viel Quellwasser consumiren, die Verdauungs-Säfte und Kräfte schwächen, das Blut zu stark abkühlen, verdünnen, die Secretionen unterbrechen oder schwächen, und wohl krampfhaften Reactionen: Erbrechen, Purgiren, Mattigkeit eine Zeitlang anheimfallen. In einem guten Trink-, insbesondere in dem reinen Alpen-Quellwasser hat schon Mancher, der an Appetitlosigkeit, Verdauungsschwäche, Verschleimung des Magens, reizbarer Schwäche der Gedärme, Unterleibsfülle, Obstruction u. dgl. Leiden laborirte, Heilung gefunden. Es ist ja das Wasser auch das Hülfsmittel, dessen sich instinctiv viele Thiere bedienen, um stark reizender, scharfer, giftiger Substanzen, welche der Zufall oder der Mensch in sie führte, loszuwerden. Das Wasser, sagt Fr. Hoffmann, kommt von allen Erzeugnissen der Natur oder der Kunst der Universalmedicin, nach welcher sonst der Mensch vergebens strebt, am nächsten, und Heberden lehrte, dass das Wasser in langwierigen Krankheiten der Eingeweide ebenso nützlich wie die berühmtesten Mineralquellen sei. Wenn der Mensch, um es noch einmal hervorzuheben, mit dem diätetischen Regulativ, was ihm instinctives Naturverständniss und Erziehung geben können und sollen, gebrochen hat, so ist er freilich vor eigenen und fremden Irrthümern und Missgriffen nicht sicher: man kann auch zuviel Wasser trinken, und besonders kann es der, welcher lange aus den Armen der Natur geschieden war, und nun auf einmal dem Wasser sich zuwendet. Ein zu stark verdünntes Blut wird den Nerven, insbesondere denen, welche dem Verstande, dem Muthe zu den nächsten Werkzeugen dienen, nicht die erforderliche Erregung geben. Schwächlichen, Hypochondrischen, Hysterischen darf man im Allgemeinen ein reichliches Wassertrinken nicht anrathen, mindestens nicht bei schmaler Kost. Da die Aufnahme des Wassers in's Blut und die Verarbeitung desselben bei alten Leuten verhältnissmässig viel länger dauert als bei jüngeren, so wird das reichliche Wassertrinken, war es nicht schon lange Gewohnheitssache, von jenen nicht gut ohne ein mildes Irritament, wie etwas Wein, ein Minimum Rum u. dgl. vertragen.

§ 9. Erwägen wir zunächst den Begriff eines reinen Trinkwassers, so ruht er mindestens nicht allein auf einem chemischen, sondern zumeist auf einem empirischen, instinctiven Verständniss, so dass hier in derselben Weise die geübten Probirorgane: Zunge und Nase des sogenannten natürlichen Menschen, sowie die Erfahrung der geübten Hausfrau — dem chemischen Verständniss entgegenkommen und es corrigiren oder sichern müssen, wie bei der Werthbestimmung des Weines und des Bieres die geübten Sinne des Küfners und Kellners! Ein Wasser kann Trinkwasser heissen, wenn es erfrischend, nicht fade und weichlich, nicht bitterlich, erdigt, moorigt schmeckt, wenn es geruchlos, klar und farblos, leicht flüssig, zum Perlen geneigt und unveränderlich ist, namentlich nach einigen Stunden Stehens an der Sonne nicht trübe oder wohl gar beim Befühlen zwischen den Fingern schlüpfrig oder unctuös wird, auch kleinere Antheile hinzugesetzten reinen rothen Bordeauxweins nicht auffallend verfärbt, mit Seifenspiritus wohl eine stärkere oder geringere Opalescenz, aber nicht sofort starke Trübung und Niederschlag giebt, einen reichlichen Zusatz von starkem Weingeist verträgt (mit einem gipshaltigen ist das nicht der Fall), nach Ablöschung einiger eben geglühter Kohlen darin weich und zum Kochen von Hülsenfrüchten geeignet wird, endlich auch beim Eindampfen keinen fremdartigen Geruch annimmt. Enthält das Brunnenwasser salzsaure Talkerde, wie das häufig in den baltischen Küstenländern ist, so wirkt dieses Salz mit der stärkeren Verdunstung des Wassers zunächst durch seine Basicität, zuletzt durch seine Acidität — zersetzend auf die organischen humösen Beimengungen. Die Frische und Schmackhaftigkeit des Wassers besteht nicht allein in der Kälte, sondern in dem Gehalt an Luft, insbesondere an kohlensaurem Gas, ohne Luftgehalt ist es nicht erquicklich; ferner in gewissen Mineralbestandtheilen, besonders an, in Kohlen- oder Luftsäure aufgelöstem kohlensauren Kalk, welchen man auch wohl als das Gewürz eines guten Trinkwassers bezeichnet hat. Es findet insofern eine wesentliche Beziehung des Trinkwassers zu seinen Mineraltheilen, dieses zu den Gesteinen und Erden statt, als die Alkalescenz desselben (Kalkcarbonat, seltener auch Natroncarbonat), der Gehalt an Kochsalz- und anderen Salztheilen mit der Säfte-Beschaffenheit der Pflanzen und Thiere in physiologischer Wechselwirkung sind. Zunächst ist gleichwohl der thierische Organismus auf die Mineraltheile der Nahrungspflanzen angewiesen.

Im Allgemeinen ist das Trinkwasser um so frischer, je tiefer die Brunnen sind oder der Wasser-Quell ist. Die aus Granit hervorkommenden Quellwasser sind im Allgemeinen die frischesten und reinsten. Die guten Trinkwässer kommen über ein kieseliges, die weniger guten über ein gipshaltiges mergeliges Bett. Hinsichtlich des Luftgehalts und der Temperatur steht die Güte des gewöhnlichen Trinkwassers als Quell- und Brunnenwasser über dem Wasser der Artesischen Brunnen, denn diese enthalten häufig theils zu wenig Festes, theils sind sie auch arm an Luft, so dass sie auch an »Unverdaulichkeit«, wie man es bezeichnet, dem gekochten Wasser nahe kommen, was gleich dem Regen- und Schneewasser aus jenem Grunde schwer assimilirbar ist, Belästigung und Druck verursacht. Man verbessert das Wasser der Artesischen Brunnen, wenn es noth thut, dadurch, dass man es längere Zeit mit Luft in Berührung setzt. Die niedrigsten Temperaturen des Trinkwassers sind 4—6° R., die mittleren 7—8°, die höheren 10—12°; ob mehr die mittleren oder die höheren der Gesundheit entsprechen, darüber müssen Gewohnheit und Reactionskraft entscheiden; die Grade von 4—6 oder noch tiefer sind nicht rathsam; ein empfindlicher Magen verträgt es nur in kleinen Mengen und in Pausen getrunken. Hat das Wasser reichlich Kohlensäure, die Fr. Hoffmann Spiritus mineralis elasticus fontium nannte, so ist die Kälte weniger schädlich; im Nothfall, wie auf Reisen namentlich, kann dieser Quellenspiritus durch etwas wirklichen Spiritus: Cognac, Arrack, reinen Kornschnaps — ersetzt werden, und jedenfalls ist es für Fussreisen mit Bergsteigen, bluterhitzende Anstrengungen überaus erspriesslich, ein Fläschchen Cognac bei sich zu führen, eine Kleinigkeit davon dem kalten Wassertrunk voranzuschicken, und nun noch eine mässige Bewegung folgen zu lassen. Etwas Anderes ist es, wo das Wasser mehr als ein indifferenter Träger der Kälte angewendet wird, und es der heilsamen Wirkung der letzteren gilt, wie dass man Eisstückchen, Wasser mit Eis, Eispillen u. dgl. wie z. B. gegen Cholera, Enteritis u. a. Krankheiten gebraucht. Hinsichtlich des Gehalts an Kohlensäure zeigt die Erfahrung, zunächst an Thieren und an Menschen, die Säuerlinge umwohnen und gebrauchen, dass das Trinkwasser schon ziemlich reichlich kohlensaures Gas enthalten kann, ohne einen schädlichen Einfluss auf die Gesundheit auszuüben. Es ist diese luftförmige Säure unter den materiellen Reizen der flüchtigste und chemisch indifferenteste für den Magen. Wie eben gesagt, ist das kalte kohlensäuerliche Wasser dem erhitzten Magen verträglicher und weniger gefährlich als ein an Kohlensäure armes; auch ist es erfrischender, wie ja auch unter den Reiz-Getränken Champagner und Weissbier letztere Eigenschaft mit durch die fixe Luft besitzen. Wer an einem empfindlichen Magen, d. h. an reizbaren Schleimhäuten des Magens und der Gedärme leidet, darf nicht viel

Wasser auf einmal, vollends nicht kaltes von 4—6° R. hastig trinken, da es dann theils den Verdauungssaft, der bei solchen Individuen nur schwach ist, zu stark verdünnt, theils die Schleimhäute überreizt, und ihre absondernde, namentlich jene Verdauungsstoffe producirende Thätigkeit deprimirt, vergl. § 19; auch reicht dann die Macht der Resorption der Magen-Venen nicht aus: es gelangt das Wasser in den Dünndarm, und verursacht ein Gefühl des Drucks, der Auftreibung. Wer lange stark gesprochen und gesungen hat, wer eben Milch, kühlende Früchte, Melonen u. dgl. genossen hat, muss selbstverständlich mit dem Trinken kalten Wassers, sowie dem Genuss von Eis vorsichtig sein.

§ 10. Zu den nützlichsten Substanzen der Trinkwässer rechnet man: atmosphärische Luft (eigentlich kommt nur das Sauerstoffgas davon in Betracht) kohlensaures Gas, kohlensauren Kalk in Kohlensäure aufgelöst und ein Minimum Kochsalz; zu den schädlichen: organische Substanzen in grösserer Menge (so dass das Wasser beim Eindampfen bräunlich gefärbt ist), ganz besonders im Zustande der Zersetzung, dann Gips, schwefelsauren und salzsauren und salpetersauren Talk, wenn sie nicht fast verschwindende Minimalbestandtheile sind. Ich habe die Salpetersäure in dem schlechten Brunnenwasser immer nur an Talk und Kali gebunden gefunden. Bei guten kräftigen Speisen dürfte der Gehalt des Wassers an kohlensaurem Kalk von weniger Belang sein als beim Gegentheil; denn dass das Blut zur Bildung der Knochenerde für die Knochen und für die meisten Gewebstheile die phosphorsauren Salze und den kohlensauren Kalk von aussen fordert, kann nicht bezweifelt werden. Dupasquier und andere Hydrologen halten den Gehalt an kohlensaurem Kalk für einen unerlässlichen Bestandtheil guter Trinkwässer und bemerken, dass er leicht assimilirt werde und die Wässer von der Eigenschaft, die man mit »roh« bezeichnet, befreie: Fontan und Louyet haben sogar vorgeschlagen, dem destillirten Meerwasser, wenn es als Trinkwasser dienen soll, auch doppeltkohlensauren Kalk zuzusetzen. Nach Fauré soll ein Litre oder 1000 Grammes Trinkwasser nicht mehr als 0,60 Grammes an salinischen oder anderen Bestandtheilen enthalten. Blondeau meint von den Brunnenwässern, dass die nur 0,4—0,5 Gramm. salin. Materie enthaltenden Wässer zum Trinken geeignet seien, bei 1 Gramme könnten sie noch ohne

Inconvenienz getrunken werden, aber Leguminosen kochten sich darin nicht weich, und Seife lösten sie nicht klar auf; wenn aber das Kalk- und Talksalz über jene Menge merklich hinausgehe, und die Wässer schon 0,1 Gr. organ. Substanz enthielten, so seien sie ungeeignet zum häuslichen Gebrauch. Für das Wohlbekommen des Trinkwassers können wir ein leichtes und ein schweres unterscheiden, welches letztere neben kohlensaurem Kalk und Talk nur wenig Kohlensäure und Luft, merkliche Antheile Gips und salzsauren Talk enthält. Salpetrig-hartes Wasser kann es heissen, wenn es reichlich Pfannenstein absetzt, und das über diesem stehende gelbliche, bitterlich schmeckende Evaporat Salpeter, salpetersauren Talk, salzsauren Talk und etwas Glaubersalz enthält. Anstatt nun aber an Orten, wo nur ein schweres aber sonst trinkbares Wasser beschafft werden kann, das Wassertrinken ganz zu lassen, ist es doch entschieden rathsamer, von zweien Uebeln das kleinere wählend, sich allmälig an ein solches Wasser zu gewöhnen; es giebt Einheimische und Fremde genug, welche zeigen, dass die Gewöhnung ganz wohl gelingt. Cisternenwasser, überhaupt stagnirendes Wasser, ist nicht selten fauligt, und kann das Aufkommen von scorbutischen und dysenterischen Krankheiten merklich begünstigen; ein solches Wasser ist selbstverständlich als Trinkwasser ungesund, zumal es keine Luft, und zersetzte organische Theile enthält. Möglicherweise kann es auch, bei schlechter Medicinalpolizei, ein Schlupfwinkel für Eingeweide-Würmer, namentlich Madenwürmer sein und für organische Degenerationen günstige Pilzchen und Bacterien enthalten. Ein Wasser, welches hepatische Luft und faulige Stoffe enthält, ist, mindestens den Fischen, bald schädlich; gleichwohl lebt in der Schwefelquelle von Harrowgate ein Infusorium. In Pumpen und Ziehbrunnen, wenn sie häufig gebraucht, wenn ihre Zugänge vor Verunreinigung bewahrt werden, und die Luft über dem Wasser wechseln kann, verdirbt das Wasser nicht so leicht, besonders nicht, wenn die Wasserbehälter in einem sandigen, gipsfreien Lehmboden angelegt sind. Dagegen wird das Wasser, wo der Luftwechsel mangelhaft ist, wie es bei grösserer Tiefe und bei seltenem Gebrauch leicht vorkommt, wo die Pumpen und Pütten in ein schmutziges Terrain niedergehen, wohin wohl gar noch faulige Stoffe und salzige Infiltrationen gelangen, kein Trinkwasser sein können. In Bezug auf Hallier's phytogene oder

Pilz- und v. Pettenkofer's Grundwasser-Theorie bericht die 1868 nach Indien gesandten englischen Aerzte, besonders Dr. Townsend, dass der Genuss unreinen Wassers, dem das Vorkommen von Bacterien darin die bedenklichste Signatur ist, als die vorzüglichste Cholera-Bedingung gelten könne; im Uebrigen sind sie jenen Theorien nicht zugethan.

§ 11. Wenn das Trinkwasser mittelst Röhrenleitung zufliesst, so kann es auch von letzterer schädliche Theile aufnehmen. Gläserne, porzellanene und steinerne Röhren wären die besten, wenn sie nicht zu theuer kämen; bei den Heilquellen sind sie hin und wieder in Gebrauch. Wo das Wasser keinem starken Druck ausgesetzt ist, und nicht einfrieren kann, da passen Röhren von gebranntem Thon sehr gut. Von metallenen Röhren wendet man kupferne und zinnerne nur selten, und etwa nur im Kleinen bei Badeeinrichtungen an. Eiserne, namentlich gusseiserne Röhren werden merklich angegriffen von der Kohlensäure oder etwaigen Chloriden, wenn diesen auch Luft zukommt. Bei mehreren Wasserleitungsanstalten, wie z. B. bei den Berlinischen, sind die gusseisernen Röhren zur Sicherung vor Verrostung und Verstopfung mit hydraulischem Kalk überzogen. Nach Pettenkofer's und nach in London angestellten bezüglichen Prüfungen sind bleierne Wasserleitungsröhren in den gewöhnlichen praktischen Fällen, d. h. wo kein lufthaltiges Wasser geleitet wird, sehr wohl zulässig, insofern eben nur lufthaltiges Wasser das Blei oxydirt und dieses dann bis zu einem der Gesundheit schädlichen Quantum aufgelöst wird; es entspricht dies im Wesentlichen auch den früheren Versuchen von Yorke und v. Bonsdorf; diese fanden auch, dass reines luftfreies Wasser das Blei ganz blank lässt, und nichts vom Blei auflöst, dass aber lufthaltiges Wasser Bleioxydhydrat bildet, und davon wohl $^1/_{12000}$ auflöst. Destillirtes und Regenwasser, da sie beide wohl mehr und weniger Luft enthalten, werden in bleiernen Röhren merklich bleihaltig; Bleioyxdhydratbildung folgt immer wieder einer Aufnahme von Sauerstoff und damit neue Bleibeimischung, wenn das Wasser in Berührung mit der Luft ist. Chemische und andere Institute, welche auf einem zinkenen Dach Regenwasser auffangen, dieses in hölzernen Reservoirs sammeln, dann durch bleierne Röhren in die Arbeiterräume leiten, befinden sich mit ihren Zwecken in einem tadelnswerthen Widerspruch.

§ 12. Die Alten waren um so allgemeine Dinge, wie das Trinkwasser es ist, mehr besorgt als wir; der Regel: quod omnes tangit, ab omnibus debet curari, erwiesen sie die eifrigste Beachtung. Sie erforschten namentlich erst, ob des Wassers genug und ob es gesund sei, wo sie Wohnstätten anlegen wollten, oder sie schafften in zweckmässigen Wasserleitungen, Aquäducten, welche gleichwohl späterhin mit tadelnswerthem übertriebenen Luxus ausgeführt wurden, aus fernen Stellen gutes Trinkwasser herbei. Reines Wasser, reine Luft, reiner Boden waren schon zur Zeit des Hippocrates die Grundbedingungen der öffentlichen Gesundheitspflege. So dankenswerth auch die Einrichtung von grossartigen Filtriranstalten ist: dass man Wasser von nachbarlichen Binnenseen durch geschichteten Gesteinsschutt, Grand, Sand, Thon, ausgewaschene Torfkohle u. dgl. treten lässt, ferner die Einrichtung von kleineren und grösseren Filtrirapparaten aus s. g. plastischer Kohle, welche, wenn sie sorgfältig beachtet und erneuert werden, die organischen Einmengungen fast ganz und einen grossen Theil der sinterigen Erdsalze hinwegnehmen, so muss es doch eine Hauptsorge der Regierung und der Ortsbehörden bleiben, den Einwohnern ein möglichst gesundes, frisches, appetitliches Trinkwasser aus der Erde zu beschaffen. Das bezüglich dieses Gegenstandes noch Manches zu wünschen und zu thun ist, zeigt sich u. A. auch darin, dass man von Trinkwässern verschiedener Gegenden und Orte nur wenige sanitätspolizeilich und technisch brauchbare physikalisch-chemische Untersuchungen und comparative Zusammenstellungen besitzt. Richtet man die chemische Untersuchung auf die Verdunstungsrückstände von 50—100 Litres der bezüglichen Wässer, so wird man einsehen, dass die beliebten Massanalysen hier nicht ausreichen. Wenn ein Ort ein gutes Trinkwasser hat, so werden Gesundheitszustand und Sparsamkeit merkbar gefördert: ein grosser Theil der gegenwärtig die Quellen Besuchenden leidet an den Folgen der geistigen Aufregung und Abspannung in Gesellschaften und im Geschäftsleben, an Ueberreizung des Nervensystems und darauf folgender Erschlaffung, Congestionen zu den wichtigeren Eingeweiden, Verweichlichung der äusseren Haut, Neigungen zur Erkältung und ähnlichen Zuständen. Der tägliche Genuss eines erfrischenden und kühlenden, die Nervenhyperästhesie beruhigenden und dabei direct tonisirenden gesunden Trinkwassers vermag schon einem grossen Theil solcher Uebel zu begegnen und kann in dieser Heilsamkeit nicht ersetzt werden. Bei den viel sitzenden und des freien Luftgenusses nur selten theilhaftig werdenden Beamten finden wir gar häufig eine träge Verdauung, Stuhlverstopfung, mangelhafte Circulation der Säfte u. dgl.: Diesen und manchen anderen mangelhaften Gesundheitszuständen gegenüber wäre es wohl wünschenswerth, dass man wo möglich jedem städtischen Orte die Wohlthat diätetischer Erholungsstellen für Leib und Seele gewähre, und in ihrer heilsamen Wirkung vor den schädlichen Einflüssen des Luxus sichere, vergl. § 15.

Eine der rühmlichsten Combinationen von unmittelbaren und mittelbaren diätetischen Heilmitteln für Jung und Alt: Wasser, Luft, Licht, Molken, Trauben, Heilgymnastik, Thal- und Bergwanderungen, Fichtennadelbädern u. m. a. wird an manchen Stellen in günstiger climatischer Lage u. A. zu Gleissweiler in der Bayrischen Pfalz, in der Cur- und Wasser-Heilanstalt Dietenmühle bei Wiesbaden u. a. O. bezweckt.

§ 13. Auf die Heilquellen hier näher einzugehen, würde eine allgemeine Mineralwasser-Lehre von einiger Ausführlichkeit vorausgehen müssen; das ist nun aber nicht der Zweck dieser Schrift. Gleichwohl fordert der sehr verwandte Gegenstand einige bezügliche Reflexionen: Paracelsus sagt: »die Heilquellen sind Gottes eigene Composita« und an einem andern Ort s. Schr. bemerkt er: »über Alles, was ich von den Kräften der Bäder geschrieben hab, so wisset, dass noch viele seltsame Tugend und Kraft in ihnen liegen; denn aus dem üblen Verstande der Doctoren werden die Bäder sogar gemissbraucht, dass sie ohne Wirkung sind, denn eine jegliche Tugend, so sie wider ihre Art gebraucht wird, ohne Wirkung vergehet.« Während ein gutes Trinkwasser und das Wasser, was wir mit unsern Suppen und Speisen in den Körper führen, von allen Gliedern getrunken wird (»Wasser trinken alle Glieder«!), gewinnen die Heilquellen schon eine specifische Wirkung auf gewisse Organe, und bedürfen für die Verarbeitung der gasigen und salinischen Bestandtheile und hinsichtlich der Thermen, der höheren Temperaturen, die richtige Wahl vorausgesetzt, einer gewissen Vorbereitung für die mehr und weniger fühlbare Arzneikrankheit, welche sie zunächst bewirken, einer specifischen Diät, einer gewissen Nachcur, ohne welche Rücksichten, wenn sie nicht beachtet wurden, sie oft mehr geschadet, als genützt haben, wie denn der voreilige Gebrauch einer Heilquelle wohl schon Manchem ein Siechthum gebracht hat. Die allgemeine, primäre Wirkung besteht in einer alterirten dynamischen Erregung, welche sich in einer vorübergehenden Erhöhung des Nerven- und des Gefässlebens darstellt; daher der Gebrauch der Heilquellen gesunden blutreichen Personen, zumal wenn sie gute Verdauungskräfte haben und stärker essen, besonders also kräftigen Jünglingen und Mädchen in den Jahren der Entwicklung, im Allgemeinen nicht anzurathen ist. Wir wissen auch aus der specielleren Kenntniss der Wirksamkeit vieler Heilquellen, wie mit ihrem Gebrauch nicht selten eine fieberhafte Reaction gegen individuelle Störungen entsteht, längst vergessene Uebel wieder auftauchen, wenn sie nicht wirklich geheilt worden waren, und kritische Strömungen in der Haut. Nieren, in der Schleimhaut, im Darmkanal, im Uterus aufkommen. Die Bedeutsamkeit der Paracelsi'schen Worte liegt darin, dass sie eine specifische organologische Beziehung zu dem lebendigen Leibe andeutet, wie sie Nahrungsmittel, reines Wasser, Luft, Wärme nicht haben. Was das kalte oder heisse Wasser, unter Mitwirkung von Wärme, Kohlensäure und Druck aus den Gesteins- und Erdmassen, von unten nach oben oder auch von oben nach unten sie durchdringend, auszieht: an Natron-, Kali-, Kalk-, Talk-Salzen mit Kohlen-, Salz-, Schwefel-, Phosphorsäure u. a., an Eisen und an Schwefel, das ist, wenn auch in anderen Quantitätsverhältnissen und theilweise anderen Verbindungsweisen, in den Säften der Pflanzen und Thiere enthalten, und zeigt sich nach der Zerstörung der organischen Substanz in ihren Aschen. Mit dem Gebrauch der Heilquellen liegen wir also immer noch, so zu sagen: in den Armen der reinen, unverkünstelten, zu unserem Bestehen und Heile uns angepassten Natur: wir haben die Bestandtheile der alkalischen, salinischen, hepatischen und der Eisen-Quellen auch in unserm Blute! Mit dem verständigen Gebrauch einer Heilquelle oder mit Paracelsus zu sprechen: dass deren Tugend nicht wider ihre Art gebraucht wird, führen wir materiell und dynamisch und eben nur in einer gewissen therapeutisch indicirten Prävalenz jene salinischen Säfte in unsern Körper ein. Mit den alkalischen Säuerlingen und den kohlensäuerlichen alkalischen Quellen stehen die Heilquellen dem guten Trinkwasser am nächsten, mit den Schwefel- und

Eisenquellen am entferntesten; diese sind denn auch am meisten specifische, den speciellen ärztlichen Reflexionen am meisten anheim gestellte Quellen, und zugleich auch einander am meisten entgegengesetzt. In der Bereitung der künstlichen Quellen ist die Kunst der Natur sehr nahe gekommen, und hat sie sogar in der der alkalischen Säuerlinge übertroffen. Die Bereitung des heilsamen Ensemble der Bestandtheile der Eisen- und Schwefelquellen scheint der Kunst weniger zu gelingen; es gehört aber auch zu ihrem Gebrauch eine Brunnendiät und ein freier Naturgenuss, welche die Heimath nur selten gewährt. Boerhaave sagte von den Eisenquellen: In ferro est aliquid divinum, sed nunquam ejus praeparata artificialia id efficiunt, quod acidulae martiales. Bei aller Hochachtung vor Boerhaave werden doch nicht alle Aerzte sein Lob des Eisens unterschreiben. Mit dem positiven Wissen, dass das Blut (das Blutroth) Eisen enthalte, und mit dem relativen Wissen, dass Eisenmangel oder Eisenarmuth mit der Verminderung der Blutkörperchen und weiter nun mit Blutarmuth, Bleichsucht, Schwäche, nervösen Zuständen correspondiren, muss noch erst das praktische Wissen in concreto sich verbünden, dass das von aussen auf medicamentösem Wege kommende Eisen verdaut und angenommen werde; in vielen Fällen geschieht dies nicht, und der Eisen-Gebrauch vermehrt dann das Siechthum.

Wenn auch nun die Heilquellen ihren therapeutischen Werth behaupten mögen, so liegt doch ein wichtiger Fortschritt der Medicin und eine wesentliche Annäherung an die Naturheilkunde darin, dass man sich seit Kurzem von den Bestandtheilen, somit von den chemischen Bestimmungen, von dem bezüglichen Experimentiren mit den Aussonderungen, des Harns insbesondere, sowie von quantitativen Veränderungen im Urée- und Harnsäuregehalt u. dgl. weniger abhängig macht, und die Gesundung zunächst an climatischen Curorten, in dem täglichen Genuss von reiner Luft, gutem Wasser, Bewegung, behaglicher Wärme- und Lichtwirkung, geänderter Lebensweise und systematischer Sorge für die Gesundheit sucht, und mit dem Loswerden von Mauserstoffen und Stockungen eine Recreation, eine Erfrischung und Verjüngung erzielt, welche das aufregende Leben unserer Tage so vielfach verhindert und vernichtet. Sind ja auch schon notorisch sehr verschiedene Quellen für gleiche und ähnliche Krankheiten empfohlen worden und heilsam gewesen, und dieselbe Quelle wiederum für sehr verschiedene Krankheiten, so z. B. Wildungen, Vichy, Recoaro u. a. für Steinbeschwerden, Salzbrunn, Ems, u. a. für Brustkranke, Nenndorf, Warmbrunn, Wiesbaden, Gastein, Teplitz, Ems für Gichtische, Stahlbäder und Seebäder für Nervenschwache! Weiss man auch Vieles von den Heilquellen, so kann man doch auch nicht leugnen, wie tägliche Verlegenheiten und Missgriffe der Aerzte lehren, dass man doch noch lange nicht genug von denselben weiss, um sie specificiren, einen gewissenhaften Rath ertheilen zu können. Die vortrefflichen Curen, die allein schon in climatischen Curorten ausgeführt werden, sowie die auffallend heilsamen Wirkungen, welche die sogenannten indifferenten Quellen: Wildbad, Pfäfers, Gastein, Plombières, Dax, Bains leisteten, beweisen wohl deutlich, dass entweder die fixen Bestandtheile die Hauptwirkung nicht enthalten, oder dass diese, unter Umständen, bei sehr kleinen Dosen eine sehr auffallende alterirende und heilsame Wirksamkeit ausüben können. In 10000 Theilen haben an festen Theilen durchschnittlich Wildbad 2—3, Pfäfers 3,9, Gastein 3,5, Dax 3,5, Bains 3,9, Plombières 2,7.

§ 14. Es haben manche Aerzte bei berühmten Heilquellen, wie schon im Vorwort angedeutet, namentlich zu Gastein, ein reines Alpenquellwasser statt der Heilquelle gebrauchen lassen, und davon ebenso heilsame, ja noch bessere Wirkungen gesehen. Jochheim hat in seiner lehrreichen Schrift: die Entbehrlichkeit der natürlichen Heilquellen und deren einfache Ersatzmittel, Mainz 1861, dem bezüglichen Gegenstande eine besondere Beachtung geschenkt; ich will davon das Wesentlichste aus dem von ihm Bemerkten hier hervorheben: die Wirksamkeit der in Temperatur, Quantität und Qualität der Bestandtheile sehr verschiedenen Mineralquellen hängt selten von ihren aufgelösten Bestandtheilen ab; mit Ausnahme der Soolund Bittersalzquellen enthalten sie durchschnittlich in 1000 Theilen nur 5 Theile Festes, wovon die namhaften Antheile in dem Carbonat von Natron (und Eisen), in dem Sulphat von Natron und Talk bestehen, während die übrigen Bestandtheile nur Minimaltheile ausmachen. Nach Versuchen nimmt die Haut in einem warmen Bade etwa 1000 Gran Wasser auf, mit welchem dann also 5 Gran von seinen festen Bestandtheilen absorbirt werden können; da ferner jeder Mensch täglich mit der Nahrung $^1/_2$—$^3/_4$ Gran Eisen aufnimmt aus der Milch, den Bohnen, den Erbsen u. a. ebenso viel Kochsalz, kohlensauren Kalk, kohlensauren Talk wie im Wasser ist, da ferner der Leberthran mehr Jod enthält, als die stärkste Jodquelle (Salzbrunn, Kempten, Krankenheil, Hall, Kainzenbad u. a.), weiter ein längerer Gebrauch von Wasserbädern, in denen man 1—3 Stunden verweilt, eine längere Einwirkung von Luftwärme und Sommerhitze eine dem Badeausschlag ähnliche Hautefflorescenz bewirken, so dürften wohl gar manche specifische Heilquellen- und Heilbäder-Wirkungen eingebildet, und theils mehr auf ihre flüchtigen Bestandtheile: kohlensaures Gas, Schwefelwasserstoffgas (gewisslich aber nicht auf eine Stickstoffgasexhalation!) am meisten aber wohl auf den heilsamen Wechsel des bisherigen physikalischen und psychologischen Ensemble der Umgebung mit einem anderen dergleichen zurückzuführen sein, wie Jochheim hervorhebt: auf a) den angenehmen Reiz, den die Nerven der Haut erleiden; b) die Reinigung, Erweichung, Eröffnung der letztern; c) die Erzeugung eines regeren Blut- und Säftestroms nach diesem Organ und Beförderung des Stoffwechsels; d) die Besänftigung und gleichmässige Vertheilung der Erregung und ganz besonders e) die systematische Wiederholung einer strengeren, der besseren Lebensordnung entsprechenden somatischen und psychischen Diät. Wir können nicht daran zweifeln, dass der kritische Charakter der Zeit und der Wissenschaft der Balneologie eine tief eingreifende Reform bereiten werde, welche den Heiquellenorten allerdings ungünstig, den Leidenden aber gewiss günstig sein, die dann auch allgemeine und jedem Lande eigenthümliche Curorte schaffen wird, wo alle Indicationen gesichert sind. Folgen wir im Wesentlichen hierin den Alten, welche ihre Heiltempel fast immer an gesunden Orten, fern vom Geräusche der Welt, entweder am Meeresufer oder in der Nähe einer schönen, von grossartigen Hainen umgebenen Quelle anlegten.

§ 15. Eine tägliche geregelte Bewegung in frischer, freier, milder Tagesluft, auf trocknen, vor Sonnenbrand und kalten Luftströmungen geschützten, bald ebenen, bald hügeligen Wegen immer aber bei guter, man kann wohl sagen, militärischer Haltung des Körpers, gehört wesentlich zur Gedeihlichkeit einer diätetischen Cur, zur Erfrischung des Leibes und der Seele. Bewegung und Mässigkeit sagte Rousseau, sind die besten

Aerzte! Ganz besonders ist der diätetische Werth der gesundheitsgemäss unternommenen und einige Zeit dauernden Fuss-Reisen hoch anzuschlagen: es ist auch dieser Gegenstand von manchen Sachverständigen bis zu den erspriesslichsten Anweisungen bearbeitet worden; zu ihnen gehört Bädecker, der viel gereiste Polytropos, der in seinem Reisebuch für die Schweiz werthvolle praktische Rathschläge ertheilt, welche mindestens einen wesentlichen Anhalt zu den eigenen Erfahrungen und den Instructionen, die man von einheimischen Wanderern empfängt, darbietet. Abgesehen von der Erweiterung und Sicherung im Verständniss der Natur, der Menschen, der menschlichen Gesellschaften, Einrichtungen und Culturzustände von der heilsamen Bekämpfung mancher persönlicher Einseitigkeit, Verwöhnung, Unduldsamkeit u. s. w., welche verständig ausgeführte Wanderungen herbeizuführen vermögen, kann man auf Fussreisen auch viel Gutes für das ganze Leben aus eigener und der Erfahrung Anderer lernen; sie sind eine wichtige diätetische Schule für die Schätzung der Leibeskräfte, für das richtige Mass der Bewegung, für eine verständige Befriedigung der materiellen Bedürfnisse unter den allgemeineren und unter besonderen Umständen; man lernt ebensowohl plötzliche Anstrengungen, wie plötzliche Ruhe vermeiden. Ein jeder Erwachsener hat wohl längst an sich selbst erfahren, wie gross und erquickend die Wonne ist, eine längere Zeit einmal in den Armen der freien Natur zu liegen, dass die Glieder frei sich strecken und wenden können, die Brust mit reinster Luft erfüllt wird, die Gefühle sich beruhigen und die Gedanken sich sammeln und concentriren können, wie nun insbesondere bei geregelter wiederholter verhältnissmässiger eigenwilliger Anstrengung der Muskeln die Lebensthätigkeit und Lebenslust erhöht werden! Das kann auch wohl nicht anders sein, da jedes thierische Leben, jeder Organismus, wo dem Willen untergebene Muskeln vorkommen, auf die Gliederthätigkeit angewiesen und eingerichtet ist. Ohne sie erlahmt die gesundheitsgemässe Einnahme der Lebensmittel, sowie gleichermassen die Ausgabe der dabei entstehenden Mauserstoffe, oder diese wesentlichen organischen Processe erleiden gesundheitsstörende Abweichungen. So sehr man auch den grossartigen Nutzen, die Schnelligkeit und Bequemlichkeit des Reisens auf den Eisenbahnen zu preisen hat, so ist es doch auch wiederum zu beklagen, dass die physische und psychische Heilsamkeit der Fussreisen in der neueren Zeit so sehr beschränkt worden ist, die passive Bewegungsweise so sehr überhand genommen hat, dass mancher Vierziger nicht mehr zu Fuss vorwärts kommen kann. — In den Muskeln, im Fleische, sind in zwiefacher Weise starke Kräfte latent, welche die Einsicht des Erziehers, der eigene Wille entwickeln sollen und müssen, wenn das Leben zu seinem vollen Recht, zur That, zum Genuss kommen soll. An den Muskeln bewährt sich am sichtbarsten der goldene Spruch: »Wer Kräfte hat, wird durch Gebrauch von Gott noch mehr erhalten«, denn von einer willenskräftigen Muskelbewegung aus strömt eine reine Kraft in alle Glieder; nicht minder in die Seele, nichts ist übler und krankmachender, wenn es in diesen zu Stockungen kommt. Mit einer verhältnissmässigen Körperbewegung werden nach dem Gesetz: ubi stimulus ibi affluxus, nicht nur die Muskeln zu einem lebhafteren Stoffwechsel angeregt, an lebendiger Substanz, d. h. an Masse und Kraft vermehrt, sondern auch, bei dem innigen mittel- und unmittelbaren Zusammenhang des Muskelsystems mit den Athmungsorganen, die Athmung erweitert und gestärkt, die Circulation des Bluts gehoben, mit dem vermehrten Stoffumsatz in den Muskeln, in der Lunge und im Blute die Wärmebildung gesteigert und in einem behaglichen Consensus aller Organe wohlthuende Strömungen nach den Verdauungs- und Reinigungsorganen hervorgerufen, welche die Förderung des Appetits und der Verdauung, sowie vermehrte Hautausdünstung zur Folge haben. Unter der allmäligen Steigerung des Muskellebens wird der Körper muskulöser; es schwindet in den Organen und um sie das übermässige Fettpolster, welches die Beweglichkeit beeinträchtigt. Und mit dieser Befreiung vom Druck auf Nerven und Gefässe treten eine Menge von Verstimmungen im Gemüthe zurück; Zustände des Aufgeregtseins in Affecten und Leidenschaften verlieren mehr und mehr an ihrem Terrain, da die Glieder zu einem harmonischen Consensus geeigneter geworden sind; selbst scrophulöse, phthisische spastische Anlagen, bleichsüchtige Zustände können auf Reisen so zu sagen verathmet und vergangen werden! Hartnäckige Wechselfieber weichen nicht selten nur in der reinen Gebirgsluft. Wenn nun aber die Sorge für die Wiedergesundung eine Hauptsache ist, dann muss bei diesen Wanderungs-Curen ganz besonders bedacht werden, dass man die Bewegung allmälig steigere, dass man alle plötzliche stärkere Anstrengungen unterlasse, insbesondere das individuelle Verhältniss der Anstrengung der Muskeln zu der der Lunge beachte; man wird namentlich das längere, stärkere Sprechen beim Gehen, vollends beim Bergansteigen, heftiges Laufen, starkes Singen, am meisten den Contact der heissen angestrengten Lunge, der schweissigen Haut mit kalter zugiger Luft zu vermeiden haben. Chi va piano, führt Bädeker an, va sano, chi va sano, va lantano; wer reisen will, der schweig fein still, geh' steten Schritt u. s. w. — Die, welche ihre Kräfte bald überbieten und dem ersten Wonnegefühl des Reisens sich zu enthusiastisch hingeben, müssen gewöhnlich erst eine kurze Zeit der Alteration: Kopfschmerz, Appetitmangel, Obstruction oder das Gegentheil durchmachen, und diejenigen welche sich der Entbehrungen zu viele auferlegen, sich übereilen, die Sorgen mit auf die Reise nehmen, mögen sich im Wandern oft mehr schaden wie nützen. Locker und leicht muss der Fuss-Wanderer bekleidet, und leicht die Last sein, die er trägt; gleichwohl gebietet der Hinblick auf Witterungsveränderungen, auf die Beschaffenheit der Abend- und Morgenluft, auf die Nothwendigkeit der Pflege der Haut und Füsse u. dgl., dass Schirm, Plaid und Doppeltwäsche, die wesentlichsten Toilette-Gegenstände, etwas Talg und Arrack oder auch Arnicatinctur für die abendliche Pflege der ermüdeten und vorzugsweise aufgeregten Füsse, nicht fehlen. In der neuern Zeit ist gegen Blasenlaufen (und Fussschweisse) eine verdünnte Solution von Gerbsäure empfohlen worden: sie soll, ohne die Transpiration zu unterdrücken, dadurch, dass sie die ammoniacalischen Zersetzungsproducte bindet, die Oberhaut etwas adstringirt, der Zersetzung derselben vorbeugen.

§ 16. Wohin und wo wandern? Selten wohl nur wird es in den gemässigteren und milden Zonen an näheren und entfernteren Umgegenden fehlen, welche solche curativ diätetische Wanderungen gestatten, obschon in ersterer Beziehung die Vorfahren in ihren Anlagen von Wohnplätzen hinsichtlich der Lage, der Luft, des Wassers sorgsamer verfuhren, als es die Jetztzeit thut. In Europa sind die Schweiz, Deutschland, hier besonders das Rheinland, Nassau, Würtemberg, Baden, Baiern, Sachsen, ferner Oesterreich, Frankreich, Italien reich genug an solchen climatisch- und naturschönen Gelegenheiten zu erfrischenden Wanderungen. Wem die Mittel und Zeit geboten sind zu solchen activen Sommerfrischen in der Schweiz, der wird hier allerdings vorzugsweise die heilsame Gelegenheit finden; kräftigende psychische und physische Einflüsse in dem schönsten Ensemble von imposanten wald- und schneebedeckten Bergen, majestätischen Gletscher- und Schneealpen, schroffen Felsen, grünenden Hügeln, fetten Thälern, herrlichen Triften, schön angebauten Fluren, Alpen-Luft und Alpen-Milch, bei, durch diese Schönheiten und Natur-Wohlthaten gesicherter Lust zu täglichem bergauf- bergab Steigen, was für die Erkräftigung des Leibes und der Seele hoch anzuschlagen ist. Wohl könnte man die Schweiz vorzugsweise als ein climatisches Cur-Land bezeichnen, als ein Land heilsamer climatischer Wanderungen! Wer so glücklich ist, hier seine physischen und psychischen Verstimmungen vergehen, sein Blut erneuen zu können, der wird eine lange ausdauernde Sommerfrische genossen haben. Schönste heilsamste Fuss-Wanderungen gestatten hier u. A. a) die sogenannten les Planches, d. i. der gemeinsame Name aller der Orte und Landschaften an der südlichen Bucht des Genfer Sees, vom See bis weit oben zu den im Gebirge zerstreuten, herrliche Aussichten auf den See gewährenden lieblichen Pensions-Orten: Montreux, Glion, Vernex, Colonges u. a. Feigen, Granaten, Lorbeer, Wein bezeichnen die Milde des Clima's —; b) das schöne Thal der Jungfrau, die $^3/_4$ Stunden lange Niederung von Interlaken, zwischen dem Brienzer und Thunersee, mit der schönen Nussbaumallee von Unterseen bis zum Brienzer See, das Haslithal, die Umgegend von Thun, das Simmen- und Emmenthal mit eingeschlossen; c) das an landschaftlichen Reizen und herrlichen Gebirgsansichten, insbesondere auf den Tödi, reiche, fruchtbare, belebte Alpenthal des Stachelberger Bades, von Wesen nach Glarus; d) die vier Stunden etwa betragende Wanderung am 1307′ hoch gelegenen blauen Wallensee, vom Curexcursionsort Wesen aus, von üppiger Vegetation umgeben und vor rauhen Winden durch das Gebirge geschützt, mit herrlichen unmittelbaren und Durchsichts-Blicken auf den blauen See; die Eisenbahn am südlichen Ufer, bis zum Ostrande; e) die Umgegend von Zürich; die Wanderungen von hier zum Uetli hinauf, mit den herrlichsten Alpen-Prospecten, dann hinab über den meist waldigen Rücken des Albis, langsam bergab, mit den schönsten Aussichten auf den See; f) die Wanderung zu der über 5000′ hohen, erhebende Aussichten gewährenden Rigi-Scheideck hinauf, dann die herrliche Partie nach Weggis hinunter, am Vierwaldstädter See, und weiter nach Luzern —; g) die Excursionen in der Umgegend von Lugano, am Fusse des unschwer besteigbaren bewaldeten Salvatorberges, und dicht an dem schönen von lieblichen Hügelreihen umgebenen, mit Castanien, Nussbäumen Rebengeländen, Villen geschmückten belebten Lugano-Sees, der die Sommerhitze mässigt, vereint mit Excursionen nach dem Como- und Langen See; h) die Wanderungen von Airolo, neben den vielen kleinen Wasserfällen des Tessins, hinunter in das schöne, breite, gesunde, malerische Tessinthal mit der üppigen Vegetation des Südens am Lago maggiore. Mit künftigen weiteren Cultur-Zuständen theilt die Schweiz vielleicht ihre alpinischen Reize mit dem Kaukasus, einem mächtigen Alpengebirge von 150 g. Ml. Länge und 15—22 Breite mit wild romantischen Aussichten, grossen Naturschönheiten und schneebedeckten trachytischen Alpengebirgen von 8—10000′ mittl. Höhe.

Für den bezüglichen Zweck schliessen der Schweiz zunächst Tyrol und Salzburg sich an: dort erfreuen uns die schönen Wanderungsstrecken von Trient im Etschthal durch den rebenreichen Thalkessel von Botzen an der Eisack, und nun weiter in das weite herrliche Thal von Meran an der Etsch und Passeyer; Maulbeerbaum und Seidenwurm, das Gedeihen von Feigen, Granaten, Oliven, Citronen, Pommeranzen u. a. zeugen für den hesperischen Character des fruchtbaren sonnigen günstig geschützten Gebirgsthals der den Ketten der Alpen angrenzenden Mittenberge. Dem rüstigeren bruststärkeren Wanderer bieten sich von Meran aus der interessante Gebirgsgang durch das von Hofers Zeit her berühmte Passeyerthal über den Jaufen und hinunter bis Brixen, von hier über den Brenner nach Inspruck. In Bezug auf das herrliche Gebirgsland Salzburg haben wir die schönen Touren von Linz über Gmunden, Ischl nach Salzburg, von hier die überaus lohnenden Ausflüge nach Reichenhall, Berchtesgaden, Aussee, Werfen, weiter weg Gastein u. a. O. Osterreich bietet ferner herrliche curclimatische Wanderungen in dem Lande der Semmeringsbahn: Graz in Steiermark, 1100′ h. mit trefflicher Umgebung, ist ein schöner Ausruhe- und Excursionsort, und Windischbühl im Marburger Kreise bildet eine reizende liebliche Gegend mit unabsehbaren Wein- und Obstgärten. — Auch in Böhmen, in den Umgegenden von Carlsbad, Marienbad, Teplitz hat Oesterreich bezügliche schöne Gelegenheiten. In Ungarn sind die Umgegenden des Platten- und

Neusiedlersees, die Umgegend von Vichnye, reich an Naturschönheiten und heilsamen Lufteinflüssen. — Sehr interessante, bequeme, naturschöne curclimatische Wanderungen gewähren der Rheingau von Mainz bis Bingen, die Rheinufer-Gegenden von Rolandseck, Königswinter, Honnef, am vor Nord- und Ostwind schützenden Siebengebirge; es sind das Orte für die gedeihlichste Sommerfrische, und Honnef namentlich verdient wohl nicht mit Unrecht den Namen »Rheinisches Interlaken.« Die interessanten Nebenthäler des Rheins, die der Lahn, Mosel, Nahe machen die Wanderungen doppelt schön und gedeihlich. Auch Baden und Würtemberg, besonders in den Thälern des Schwarzwaldes gewähren eine schöne Gelegenheit zu erfrischenden ourkräftigen Fusswanderungen, wie im reizenden Thal der Murg, von ihrem Ursprung am Kniebisabhange bis zu ihrer Ausmündung in die Rheinebene, insbesondre von Baden nach Wildbad, im Kinzig-, Rench-, Wehra-, Münster-, Höllen-, Dreisam-Thal, mit den einladenden Umgebungen von Baden-Baden, den Kniebesbädern, Badenweiler, Freiburg u. a. nebst den Gebirgsreizen des Blauen, Belchen, Kaiserstuhl u. a. Baiern hat manche schöne Strecken zu climatischen Wanderungen, namentlich: Partenkirchen (Kainzenbad) und Ammersee, Rabeneckerthal, Alexanderbad, das 1800′ h. Wiesenthal als Ausläufer des Fichtelgebirges der fränkischen Schweiz. — Sachsen bietet die bezügliche Gelegenheit in der sächsischen Schweiz, durch den Plauenschen Grund, zwischen Dresden und Tharandt. Preussen (und Braunschweig) hat für curclimatische Fussreissen im Harz die Thäler der Selke und Bode, in Westphalen den Teutoburger Wald, in Schlesien das Riesen- und Glatzer Gebirge. Für den Nordländer ist auch Holstein im Osten für den in Rede stehenden Zweck geeignet. Thüringen ist bekanntlich ein schönes bequemes Wanderungsland: Liebenstein, Schwarzathal u. a. Mecklenburg hat in der Umgegend von Malchin verhältnissmässig beneidenswerthe romantische Partieen zu erfreulichen und gedeihlichen Fussreisen. Ueber die Schweiz und Deutschland hinausgehend, finden wir in Frankreich im Thale der Marne und Gironde die Thäler der Pyrenäen und des Puy de Dome, unter den Alpenthälern besonders das sehr romantische vom Adour durchflossene Campaner Thal, sowie das Dep. der Isére, ein Gebirgsland mit schönen Thälern ist. Das weiche Clima Südfrankreichs ermöglicht die Saison für viele Monate vom Mai bis November —. In

Italien haben wir die schönen curclimatischen Wanderungen von Menaggio bis Porlezza, in einer grossartigen Gebirgslandschaft, mit schönen Blicken auf den Comosee, die Wanderungen durch das Susathal und am Strande des Mittelmeers: Nizza, Genua, Mentone u. a. ferner die am Gardasee und in seiner schönen Umgegend. England, Schottland, hier besonders die romantischen Schönheiten des westlichen Theils der Grampiongebirge, dort das schöne Gestade der Insel Wight, Norwegen, Schweden (Blekinge, Nerike, Helsingborg, Ramlösa, der c. 700′ hohe Kullen am Sund). Belgien, Holland z. B. Ammonsfort, Prov. Utrecht, bieten manche schöne climatisch gesunde Aufenthalts- und Wanderorte dar.

Ausser Europa sind nicht wenige vortreffliche climatische Curörter, Heilquellen und Wanderungsstrecken; mit dem weitergreifenden Verkehr werden davon immer mehr in Gebrauch kommen; auch ist zu hoffen, dass manche werden specifisch heilsam befunden werden für gichtische, scrophulöse, siphilitische, neuralgische u. dgl. Beschwerden. — Kairo, Madeira, u. a. sind bereits gepriesene Curörter. — America im Norden und Süden ist reich an natur- und climatisch schönen heilsamen Wanderungsstrecken. Gleichwohl bedenke man auch für die wahre Pflege der Gesundheit des Dichters bedeutsame Worte: »warum willst du weiter schweifen, denn das Gute liegt so nah'« u. s. w.

§ 17. Die climatische Diätetik hat in den Vorschriften für die Reisen in andere Welttheile, für Auswanderung und Acclimatisation eine besondere Bedeutung. Letztere steht im Allgemeinen mit dem Reactions- oder Widerstandsvermögen gegen die äusseren, insbesondere atmosphärischen Einflüsse in directem Verhältniss. Die Acclimatisation ist um so leichter, je ähnlicher die Climate sind; daher selbstverständlich eine plötzliche Uebersiedelung nach anderen climatisch verschiedenen Aufenthaltsorten, insbesondere für das Alter und alle Schwächliche mehr und weniger bedenklich ist. Nicht wenige Auswanderer mussten theils aus Mangel an dem bezüglichen ärztlichen Rath oder auch wegen der Kurzsichtigkeit und Einseitigkeit desselben einem feindseligen climatischen Einfluss unterliegen. Man muss bedenken, dass bei nicht wenigen Menschen ihre bisherige Widerstandskraft für eine lange, mancherlei Entbehrungen fordernde Reise, für den schnellen Wechsel des Clima's, der Nahrungsmittel, des Wassers und anderer Getränke nicht vollauf ausreicht. Bejahrte, schwächliche kränkliche Menschen, Gravide vertragen die Auswanderung im Allgemeinen nicht gut, und was im Vaterlande nicht vertragen wird. kann im fernen Lande, gleichwohl nicht ohne Ausnahme, doppelt schädlich wirken. Man muss für Reise und Ankunft entsprechende Jahreszeit wählen, und von jener ein gesundes Befinden mitbringen. So z. B. ist die Regenzeit in den heissen Ländern für die Nichtacclimatisirten in der Regel die ungesundeste, und alte Leute mit Brustcatarrh-Anlagen sind an feuchten Küsten von hartnäckigen Catarrhen bedroht. Im Allgemeinen werden nur erfahrene Einheimische, der einheimische, noch mehr der eingewanderte und einheimisch gewordene Arzt insbesondere, dem Einwanderer entsprechende Rathgeber und Helfer sein können. Auf die Reinheit der Luft kommt viel an; sie ist im Allgemeinen da gesund, wo die Menschen munter aussehen und ein durchschnittlich hohes und heiteres Alter erreichen, wo das Wasser schmackhaft und erfrischend ist, Metalle nicht leicht anlaufen und rosten, Kleider nicht leicht Stockflecke bekommen, und Schuhwerk nicht schimmelt. Dass der Ankömmling womöglich ein höher gelegenes Terrain beziehe, wo ihn die abendlichen Küstennebel nicht sogleich berühren und Fieber-Lüfte nicht treffen können. dass er sich, insbesondere bezüglich des Unterleibs, klimatisch entsprechend kleide, durch Regelmässigkeit, Mässigkeit, Enthaltsamkeit des sexuellen Genusses und der Spirituosa, frischer, noch nicht gewohnter Früchte, seine Widerstandskraft conservire, jede Verdauungsstörung vermeide und auch dieser bald vorbeuge, das sind wesentliche Präservative.

§ 18. Dem mannigfachen Complex. aus welchem das Clima besteht, dem Einfluss der besonderen Localitätszustände gegenüber, ist die praktische Bestimmung des Clima's im Einzelnen eine der schwierigsten Aufgaben. Aber immer ist die Climatologie ein ebenso umfassender wie wichtiger, wenn auch noch sehr junger Zweig des menschlichen insbesondere ärztlichen Wissens. Es liesse sich nur dann über den bezüglichen allgemeinen Character ganzer Landstriche, wie ganzer Jahreszeiten etwas mit einiger Wahrheit bestimmen, wenn man gleichzeitig die Beschaffenheit der ganzen Atmosphäre zu überblicken im Stande wäre. — Jedenfalls ist die Bestimmung der mittleren Wärme des Jahres und die der Jahreszeiten eine Hauptsache.

In Bezug auf die Bestimmung der climatischen Cur-Orte und der damit zusammenstimmenden diätetischen Praxis, sowie auf das Verständniss von Endemieen und Epidemieen, von medicinischen Topographieen, u. dgl. kann der heutige Mediciner, mindestens der akademisch wirkende, wenn er Anspruch macht auf eine höhere praktische Bildung, ohne geologische und geographische Kenntniss, ohne bezügliche Reisen nicht mehr bestehen. Er muss davon Kenntniss nehmen, wie Gebirgszüge, welche durch Höhe, Bestandmasse, Windzüge das Clima mannigfach modificiren, wie Binnenseen, Sümpfe, grosse Waldungen, Verschiedenheit des Erdbodens, Vulcane, Qualität des Wassers, Lebensart, Nahrung, Gewerbe, grosse Flüsse und alle übrige in der Localität der Gegend bedingte Verhältnisse, welche man im gewöhnlichen Leben durch Verschiedenheit der Luft und des Wassers auszudrücken pflegt, Austrocknung der Moräste, Umhauen der Waldungen, Bebauen uncultivirter Gegenden die endemische Constitution einer Gegend oder eines Landstrichs oder einer einzelnen Stelle in eine andere verwandeln können, und wie diese Verhältnisse mannigfach in die Gesundheitspflege und das physische Wohl des Volks eingreifen.

## II. Abtheilung.

### Natur und Wirkung der Bestandtheile des Heilmaterials der curativen Diätetik.

§ 19. Eine besondere diätetische Beachtung fordern die drüsigen Gebilde, welche für die Bereitung und Ausbildung der Ernährungssäfte bis zum Blut und zu dessen nutritiver Derivate bestimmt und eingerichtet sind, wie es sich in ihren eigenthümlichen Complexen von Arterien, Venen, Lymphgefässen und Nerven darthut, welchen letzteren wohl vorzugsweise die organisirende Potenz zugeschrieben werden muss. Welch' eine wunderbare, noch nicht enträthselte Function in den Drüsen-Gebilden vorgeht, das sehen wir in recht auffallender Weise an der Fähigkeit der weiblichen Brust, das rothe Blut in ein für den Säugling passendes weisses Blut, in Milch, umzuwandeln, eine spagirische Kunst des Organismus, des Gewebes, der Zelle, die einem chemischen Verständniss noch völlig problematisch erscheint, insofern vor der Drüse das Blut noch keine Annäherung zur Milchqualität zeigt, namentlich noch ohne Caseingehalt in demselben besteht. Zu einer chemiatrischen Erklärung, wie sie einst Sylvius gab, dass eine Säure in der Brustdrüsse das kommende Blut in Milch verwandle oder einer ähnlichen kann sich die heutige Physiologie wohl nicht verstehen. — In Drüsen, welche den Speichel, den Verdauungs-, den pancreatischen Saft oder Bauchspeichel absondern, ferner in denen des Intestinaltractus, Gekrösdrüsen, in der Leber, vielleicht auch noch in der Milz und in den Nieren, werden eigenthümliche Substanzen bereitet, deren physiologische, diätetische Bedeutung man aus einer chemischen Reflexion allein nicht begreift, so wahr es auch ist, dass weiter fortgesetzte Stoffprüfungen von Chemikern, welche zu einer derartigen gedeihlichen Arbeit auch ein physiologisches Verständniss haben diesem in seiner Entwickelung nur Vorschub leisten können. Der Speichel ist das Secret der Unterzungen- oder Sublingual-, der Unterkiefer oder Submaxillar- und der Ohrspeichel-Drüse oder

Parotis, welchem Secret mehr und weniger Saft aus den Schleimdrüsen des Mundes beigemischt ist. Analog allen eigentlichen Nutritionssäften enthält der Speichel sogen. Formelemente, Speichelkörperchen, welche verhältnissmässig ziemlich grosse linsenförmige Kerne zeigen, grösser als die Eiterkörperchen sind, und eine Aehnlichkeit mit den Schleim-Zellen haben. Zum wesentlichsten Bestandtheil hat der etwas alkalisch reagirende Speichel zu etwa $2^1/_2$ — 3 pCt. das Ptyalin oder den Speichelstoff, dessen Natur man nur unbestimmt so aussprechen kann, dass er zwischen eiweissstoffiger Substanz und Schleim steht, abgesehen davon, dass der Speichelstoff wegen Schleimeinmengung und Modification durch die Abscheidungsmittel schwierig rein darzustellen ist. Die wesentlichste physiologische Eigenschaft des Speichels ist, dass er das gewöhnliche Amylon, leichter noch die gekochte oder zu Kleister gewordene Stärke, in Krümel- oder Traubenzucker umsetzt, dass er denselben Einfluss auf das Glykogen oder den zuckerbildenden Stoff in der Leber ausübt, obschon die Umsetzung hier weniger rasch als dort erfolgt. Bei längerer Einwirkung geht der Zucker in Milch- und Buttersäure über. Ein wesentlicher Umstand zu diesem Umsatz ist die Alkalescenz des Speichels, so dass jener sistirt, wenn der Speichel merklich gesäuert wird, jedoch wieder aufkommt, wenn die Säure neutralisirt und der Speichel etwas alkalisirt wird; gleichwohl giebt er mit dem Zusatz einer nur geringen Menge von Säure, insbesondere einer organischen, seine assimilative Potenz nicht schon auf, wenn sie auch sichtlich geschwächt ist. Dagegen heben Siedehitze, Alkoholzusatz, arsenige Säure und manche andere Chemicalien die zuckerbildende Kraft auf, wie denn auch verschiedene Krankheitszustände, selbst leichtere Schleimhautentzündungen, Grippe, Diphtheritis u. a. sie quantitativ deprimiren und auch wohl qualitativ ändern. Das Gemisch des Safts jener verschiedenen Speichel-Organe ist physiologisch gewiss nicht gleichgültig; ermittelt ist nur, dass sowohl der Parotis- wie der Submaxillar-Speichel die zuckerbildende Kraft besitzt. Die stark gerunzelte, mit vielen kleinen Drüschen, Labdrüsen, dicht besetzte innere Schleimhaut des Magens producirt zur Zeit der Verdauung einen eigenthümlichen säuerlichen Saft, den Magensaft, Verdauungssaft, dem sich hier auch mehr und weniger Schleim aus den Schleimdrüsen der Magenschleimhaut und, unter den gewöhnlichen Umständen, auch etwas Speichel beimischt.

Der Magensaft selbst enthält nichts von Form-Elementen; was in ihm davon vorkommt, sind Schleimkörperchen und einige wenige Kerne enthaltende Labzellen. Neutral ist der Magensaft nur im nüchternen Zustande, ja er wird auch wohl etwas alkalisch, wenn das Organ längere Zeit der Nahrung entbehrt, und wenn es, wie bei längerem Schlaf, nach mässiger Kost viel geruht hat. Ein solcher Saft wird ausser dem Körper leicht faulig; er kann es unter Umständen auch schon im Magen selbst werden. Zur Zeit der Function, zur Zeit des Appetits und der Verdauung, ist der Magensaft entschieden sauer, und wird anscheinend um so saurer, je schwerer verdaulich die Speise ist. In dem sich dem Magen anschliessenden Darmtractus setzt sich die Säure noch fort, weiter nach unten mindert sie sich bis zum Verschwinden. Die wesentlichste assimilative Substanz des Magensaftes ist das in Wasser auflösliche Pepsin, Verdauungsstoff, Verdauungsferment, von eigenthümlicher, den albiminösen Substanzen genäherter Beschaffenheit. Es ist nur mit Säure vereinigt wirksam d. h. löst nur dann Fleisch, geronnenes Albumen u. dgl. zu einer eiweissartigen Flüssigkeit auf, und vermag diese Eigenschaft schon bei $^1/_{500000}$ zu entfalten. Ist die Säure zu mächtig, so mindert und annullirt sie die Kraft des Pepsins. Die Acidität besteht in Salzsäure und Milchsäure (unter Umständen auch wohl in Essigsäure), jene scheint mehr im Magen, diese mehr im Dünndarm die Säurung zu bewirken. Viel versucht hat man sich seit Decennien an der Bestimmung der Qualität der Magensaft-Säure, und wegen der Salzsäure sind wohl noch nicht alle Zweifel gelöst; ich bezweifle selbst manches über dieselbe in der in Rede stehenden Beziehung Gesagte, nachdem ich mich vielfach mit diesem physiologischen Gegenstand beschäftigt habe. Eine besondere Beobachtung verdient zunächst der Umstand, dass freie Salzsäure nicht oder nur in Spuren im mit Speisen erfüllten Magen, sondern dass nur Milchsäure gefunden wird, dass sie sich nur in dem unbeschäftigten oder nur in dem mechanisch gereizten Magen findet. Hinsichtlich der Milchsäure bemerkt Gorup Besanez: »da nach dem Genusse von Fleisch und Amylaceis im Magen milchsaure Salze nothwendig vorkommen müssen, so hat das Auftreten freier Milchsäure im Magensaft nach derartiger Nahrung nichts Unerklärbares.« und ferner: »seit dem man weiss, dass die Knorpelsubstanz unter gewissen Voraussetzungen bei ihrer Zersetzung Zucker liefern kann, kann endlich gegen die obige Erklärung die Thatsache, dass sich auch nach der Fütterung mit entfetteten Knochen Milchsäure im Magensaft findet, nicht mehr als Gegengrund aufgeführt werden. Finden sich im Mageninhalt buttersaure und milchsaure Salze, so müssen diese durch die freie Salzsäure in Chlormetalle und freie Butter- und Milchsäure umgesetzt werden. Nach eigenen Versuchen wird nun aber auch Salzsäure frei nicht blos bei der Destillation des Kochsalzes und ähnlicher Chloride mit Milchsäure (ebenso auch mit Wein-, Klee-, Citronensäure, nur nicht mit Buttersäure), sondern auch unter besonderen Umständen bei der gewöhnlichen Temperatur, wie namentlich, wenn man in einem porösen Gefäss, in einem Ziegel u. dgl. frei Milchsäure oder saures milchsaures Salz, mit Kochsalzlösung vermischt, imprägnirt längere Zeit liegen lässt. Mindestens ist die Vermuthung motivirt, dass Salzsäure nicht direct gebildet wird, sondern indirect aus Kochsalz und Milchsäure oder saurem milchsauren Salz entsteht. Der Saft des Pancreas enthält nicht minder eine eigenthümliche, dem Speichelstoff ähnliche assimilative Substanz, das Pancreatin, welches gekochtes Amylon rasch in Zucker umzusetzen, die Fette emulsionsartig zu vertheilen und in Glycerin und freie Fettsäuren zu verändern vermag. Die Galle kann man als ein Exevement des Bluts, als einen Blutmauserstoff, bezeichnen, der aber doch im Zusammenwirken mit den Verdauungsstoffen wiederum ein wesentliches und nothwendiges Secret ist. Alle diese der Assimilation und der nachfolgenden Blutbildung vorstehenden Drüsenprocesse sind ebenso bedeutsam, wie sie wunderbar und räthselhaft sind. Es sind solche Drüsenstoffe organische Vermittler, Mittler zwischen der von aussen, aus dem makrokosmischen zur Blutbildung angelegten Ernährungsmaterial, kommenden Speise und dem Blut; sie sind Producte, so zu sagen, aus Blut und Nerven —, als die höhere Seite des Assimilationsprocesses, mit der äusseren, von Uranfang zugewiesenen Speise und dem Blut eine materielle Ternärität oder Dreiheit darstellend, für welche bedeutsame Analogieen in höheren Gebieten nahe liegen: das Grundgesetz des lebendigen Wirkens, wenn nicht überall, ist nicht Dualismus, sondern Ternärität. Trinität! Was v. Helmont, Paracelsus u. A. von einem Archaeus im Magen lehrten, dem man nachgehen, dem man schmeicheln müsse u. s. w. das ist mindestens eine für die Pepsin-Lehre höchst interessante naturphilosophische Mystik. In jedem Magen sprach diese Lehre. ist ein Archaeus, der da scheidet in ihm das Gift vom Nahrungsstoff in den Speisen, und ihnen die Tinctur giebt, wodurch sie assimilirt werden, die Speise in Blut verwandelt, dem Arzt zum Vorbild dient, der nicht sowohl die Säfte verändern, sondern die Wirkung der Arzneien auf den Magen und auf den Meister in demselben richten müsse u. s. w. Jedenfalls kommen wir in diätetischer Beziehung weiter mit einem Archaeus-Magen als mit einem Retorte-Magen! und ein schöner Triumph über chemiatrische Aftertheorieen ist die Auffindung von jenen Drüsenstoffen, ein Verdienst, was man doch wohl der praktischen Physiologie mehr als der Chemie vindiciren muss! Für die Praxis der curativen Diätetik stellt die Physiologie der Drüsenfunctionen die Aufgabe, sich diesen wesentlichen und conformen Mittlern für die Stärkung und Haltung des innern Lebens mehr hinzugeben, auch hier »sein Gefäss rein zu halten«: in der Regelung der täglichen Speise nach Qualität, Maass, Essenszeiten u. dgl. Wieviel durch unregelmässige Diät, durch zu häufigen Genuss von Delikatessen, von Reiz-Getränken, ferner durch die bezüglichen perversen Zustände der conventionellen Gesellschaften, wo wie man sehr richtig sagt »den instinctiven Magenhunger der Gaumenhunger beirrt,« an jenen wichtigen Trägern der Assimilation gefehlt wird, und wie viele Kränklichkeiten und verfrühte Altersschwächen daraus hervorgehen, das scheinen sich verhältnissmässig nur Wenige zu Gemüthe und zum Bewusstsein zu führen.

§ 20. Es wird wohl noch lange eine schadhafte Seite der gesteigerten Civilisation bleiben, und leider! wird sie noch immer zunehmen, dass, abgesehen von Armuth und Reichthum, nur wenige Menschen eines ebenso gesunden wie gemässigten Blutes sich erfreuen. Während auf der einen Seite überkommene und selbstverschuldete Blutschwäche, Blutarmuth, Bleichsucht, Drüsenschwäche eine Reihe von Kränklichkeiten und chronischen Siechthümern begründen, so dass nicht selten der pharmaceutische Arzneischatz in Anspruch genommen werden muss, weil auf dieser Seite das richtige diätetische Verständniss besonders mangelhaft ist, leiden Andere am Gegentheil: an zu kräftiger Blutfülle, plastischer Entzündlichkeit, theilweise zu starker Ernährung, und sind dann doch noch verhältnissmässig glücklich zu preisen wenn sich mit diesen Fehlern nicht noch manche Folgen »der Sünden der Väter«: Neigung zu gichtischen und dieser Qualität verwandten concretionellen Ablagerungen verbinden. Wir haben es hier oft mit den krankmachenden

Folgen der egoistischen Leibespflege zu thun, gegen welche immerhin der Gedanke des Vegetarianismus hervorgehoben werden mag, dass der Fleischgenuss Sünde sei, und dass zu viel Fleisch (und Lagerbier!) ebenso die milde Seite des menschnaturwürdigen Charakters beeinträchtigt, wie zu viel Pflanzenkost die mannhafte Seite, den Mannesmuth, deprimirt. Hier besteht nun aber eine grosse diätetische Unbestimmtheit, was unter Pflanzenkost zu verstehen ist, da die vegetabilischen Narungsstoffe sehr verschiedener Art sind, auch wohl Milch und Fisch insgemein zu ihr hinzugenommen werden Während zu viel stickstoffige Nahrung, von Seiten prävalenter Fleisch- und Käsekost, die Verarbeitung der stickstoffigen Bestandtheile hindern kann, findet das Gegentheil bei einer prävalenten zwar stickstoffarmen, aber heissen oder fettreichen Pflanzenkost statt, vollends, wenn sie von reichlichem Lagerbiergenuss unterstützt wird: dass die übergänglichen ternären Verbindungen des Kohlenstoffs in dem Lebersystem als fettige Mauserstoffe liegen bleiben, und hier eine Reihe mannigfaltiger Stockungen des Bluts und seiner Derivate im Gewebe und damit Erschlaffung der bezüglichen Venen und Nerven herbeiführen. Menschen mit kräftiger Blutfülle, plastischer Entzündlichkeit, die den Winter über mit kräftiger animalischer Kost und kräftigen Getränken ihren Leib gepflegt haben, mehr und weniger unterthan den schädlichen Folgen der gesellschaftlichen Aufregung, des Zurückhaltens freier Bewegung der Seele und des Leibes, der Erkräftigung der Haut in freier Luft — können unmöglich der Erschlaffung entgehen, die früher oder später aus dem Umschlag activer Congestionen in passive in den Drüsen u. a. Gebilden entstehen müssen. Fr. Hoffmann sagt: Podagra und ähnliche Zustände sind eine Krankheit der Herren und wer von diesen Uebeln befreit sein will der muss Diener werden.

Es findet nach physiologischem Gesetz für den höheren Thierorganismus, mindestens für den Menschen, eine wesentliche Wechselbeziehung statt zwischen den animalischen und vegetoanimalischen oder heissen oder stickstoffhaltigen und den vegetabilischen oder kühlen oder stickstoffarmen Nahrungsstoffen, mit anderen Worten: zwischen den eiweissstoffigen und fetten Nutrimenten einerseits und den (weichen) Gemüsen und den Fruchtsäften andererseits statt, welche im gewöhnlichen Culturleben und in manchen äusserlichen Verhältnissen gar oft verletzt und so die Bildung eines gesunden, frischen, frohen Blutes beeinträchtigt wird. Natur und Kunst, instinctives Naturverständniss bieten in den gerbstofflosen wie in den gerbstoffhaltigen Frucht- Trauben- und Beerensäften, ferner in den Molken, in den säuerlichen leichten Landweinen, in der Würze, im Malzextract, in den Kräutersäften u. dgl. eine Reihe von heilsamen Verbesserungsmitteln der Sanguification und Blutreinigung dar. Gleichwohl ist die hiermit unwillkürlich verbundene mässige Entziehungscur ein Hauptmoment der Heilsamkeit. Mit Ausnahme einiger specifisch wirkender Mineralquellen, insbesondere der Schwefel-, Eisen- und Bittersalz-Quellen, entsprechen die Molken-, Trauben. Frucht-, Beerencuren auch den meisten Indicationen der Heilquellen, soweit diese vor einem einsichtsvollen pharmakodynamischen Verständniss zeitweilig bestehen können. — Der prävalente Gebrauch der Molken, bei diesen wie bei den folgenden diätetischen Mitteln Luft- und Lichtgenuss, Bewegung vorausgesetzt, ferner der Trauben, des Obstes u. a. wird immer als eine Entziehungscur, als eine curative Bevorzugung der kühlenden Nahrung zu betrachten sein: Alle Kränklichkeiten, Stockungen oder Stasen der gesundheitsgemässen Beweglichkeit und Bewegung in den Nerven und Gefässen, insbesondere in den Reinigungs- oder Mauserungsorganen des Bluts: in der Leber, in den Nieren, in der Lunge und im Uterinalsystem — sind für jene natürliche Entziehungscur geeignet; dagegen sind die Zustände der Erschöpfung mit organlicher Degeneration im Allgemeinen nicht für dieselbe indicirt. Auch nicht mit so gutem Recht wie der schon alternde, ruhiger und ernster einherschreitende Mensch — wird sich die kränkelnde Jugend jenen Cur-Mitteln hingeben; sie hat in der Erfrischung und Reinigung des Bluts durch Fussreissen über die Berge und durch die Thäler der schönen freien Natur und des verständigen Genusses ihrer unmittelbaren herrlichen Gaben, sowie in der verständigen Anwendung der Heilgymnastik der Genesungs- und Gesundungsmittel die Fülle.

§ 21. Die Gemüsepflanzen als Blatt- und Wurzelgemüse unterschieden, sind sehr differenter Natur; es bilden darunter der Kohl, die Zwiebeln, der Spargel, die grünen Erbsen einen Uebergang zu der sogenannten vegeto-animalischen Leguminosen- und Cerealienspeise. Die Gemüsepflanzen enthalten verhältnissmässig nur geringe Mengen von albuminösen Stoffen, und ihre Bestandtheile lassen sich als mässige Quantitäten von Pectin oder Gallertstoff, Zucker, Mannit, Amylon, Schleim, salzsauren und apfelsauren Alkalien bezeichnen. Sie haben in den Zusätzen zu den eigentlichen Nutritionsstoffen (Fleisch, Leguminosen, Käse) vorzugsweise den Nutzen, dass sie deren Plasticität oder sarkogene Beschaffenheit mässigen, das Blut, wie man zu sagen pflegt, verdünnen, kühlen, der Mauserung Vorschub leisten. Sie stehen in ähnlicher Beziehung zu den Nutritionsstoffen, wie das Nitrogen der atmosph. Luft zum Sauerstoff. Gemüse sind alle weiche Pflanzen, welche jene Bestandtheile ohne Beimischung von giftigen Stoffen enthalten, falls diese nicht schon durch Verflüchtigung in der Wärme zu entfernen sind Die Erde producirt in kälteren wie in in heissen Zonen essbare Gemüse; und in letzteren sind sie für die climatischen Verhältnisse insgemein eine grosse Wohlthat. Die, welche dem gemässigten und kalten Clima angehören, arten in wärmeren, wo eine starke Triebkraft besteht —, leicht aus, und werden merklich holzig und ungeniessbar; es gilt dies u. a. auffallend von der Ananas, die in gemässigten Climaten besser geräth, als in ihrem Vaterlande in Caracas, in den Ländern am arab. Meerbusen und climatisch ähnlichen Terrains. Zu dem Wurzelgemüsse gehören Möhre, Zuckerwurzel, Eppich oder Sellerie, Nachtkerze, Schwarzwurzel, Pastinak, Bocksbart, Rhapunzelwurzel, Petersilie, weisse Rübe, Radies, Rettig, Meerrettig u. a. a. Zu Blattgemüsen dienen: Kohl, Spinat, Sauerampfer, Muskraut, Pimpernell, Boretch, Portulac, Salat, Cichorie, Endivie, Rapunzelkraut, Körbel, Brunnenkresse, Gartenkresse, Löffelkraut, Palmkohl, die Blattknospen in der Mitte der Blüthenkrone von Areca oleraeca. (Surinam u. a. Länder), die jungen Blätter oder das Herz des Cocos, u. a. Palmen, Brasilien, Sundainseln u. a. Von Blumen und Blüthenständen werden als Gemüse genossen: Blumenkohl, Artischocke, Okra oder die noch nicht reifen Fruchtcapseln von Hibiscus esculentus in den Tropen. Von den Sprossen isst man den Spargel, die des jungen Hopfens; in Ostindien sind die jungen Sprossen von Bambus ein geschätztes Gemüse. Von den Früchten sind in Gebrauch: der Flaschenkürbis, der Kürbis, der Pampkin, die Melone, im südl. Russland und in Arabien viel gebaut, die Arbuse oder Wassermelone, (kann bis 10 Pfund Gewicht erreichen) welche letztere in Spanien, Italien, besonders aber in Aegypten stark gebaut und viel genossen wird, Gurke, Stachelgurke, ferner die reifen (gerösteten) Früchte der Palmyrapalme, ähnlich den geriebenen Mohrrüben, ein Unterhalt für Millionen. Ueber Fruchtsäure-Pflanzen, vergl. §§ 45, 46.

§ 22. Wenn wir nun zunächst die oben bezeichneten Cur-Mittel hinsichtlich ihrer Bestandtheile unter einander vergleichen, so sind sie im Traubensaft: Zucker, Kalisalz mit Citronen-, Apfel-, Trauben- und Weinsteinsäure, am meisten mit der letzteren, ferner mehr und weniger freie Säure, Gummi-, Pektin- oder Gallert-, oder zu Gelee erstarrender Stoff, mehr und weniger merkliche Antheile von proteïnösen Substanzen, geringe Mengen von feuerbeständigen allgemein verbreiteten Salzen, deren therapeutische Wirkung, erwägen wir sie denen des Trinkwassers, der gewöhnlichen Reizgetränke (Thee, Kaffe, Bier u. a.) und Speisen gegenüber, wahrscheinlich wohl so gut wie nichts bedeutet; höchstens ist ihr Dasein für das natürliche Ensemble nicht ohne Einfluss. Dieselben Bestandtheile hat auch im Allgemeinen der Obstsaft, nur dass hier die Weinsteinsäure fast ganz gegen die anderen Säuren zurücktritt. Bei den Erd-, Himm-, Stachel- und Johannisbeeren kommen ausser dem Zucker, dem Pektin, dem apfelsauren und citronensauren Kali und entsprechender freier Säure noch Farbestoff und einige aromatische, namentlich ätherischölige und flüchtig säuerliche Theile in Betracht, welche letztere manchen Individuen mit besonderer nervöser Reizbarkeit nicht neutral genug und wohl gar contraindicirt sind, wenn noch eine besondere Magen- oder auch eine Sanguificationsschwäche hinzukommt. Manche erfrischende Beeren und Früchte enthalten flüchtige Reizstoffe von eigenthümlicher Wirksamkeit, dass unter vielen Individuen doch einige sind, die sie durchaus nicht vertragen. Bechamp erhielt bei der Destillation des stark sauren Gingkofruchtsafts geringe Antheile von Essig-, Ameisen-, Butter-, Capron- und Baldriansäure. Der Saft der Heidelbeeren kann mit dem der genannten Früchte und Beeren nicht unbedingt identificirt werden; die getrockneten Heidelbeeren haben eine eigenthümliche stopfende Wirkung und sind ein schätzenswerthes Volksmittel, nicht selten, in gewissen Krankheitsfällen, noch hülfreich, wo Opium nicht mehr wirkt; auf den Gerbsäuregehalt der Hülsen und Kerne allein wird dies nicht geschoben werden können. Die Bestandtheile der Molken sind Milchzucker, etwas Caseïn und die Salze der Milch, oder mit anderen Worten: die Molken sind eine von der grösseren Menge ihrer käsigen und fettigen Bestandtheile gesonderte Milch, entweder durch den Zusatz des Labs (süsse Molken) oder gewisser Säuren (saure Molken). Während jene Fruchtsäfte bei der Abdampfung und Einäscherung merkliche Antheile kohlensauren Alkalis hinterlassen, starker Kirschen-, Erdbeeren-, Himbeeren-Genuss den Harn auch wohl alkalisch macht, weswegen sie auch gegen Gicht- und Steinbeschwerden empfohlen worden sind, giebt doch die Molke bei ihrer Einäscherung verhältnissmässig geringe Antheile kohlensauren Alkalis, cf. § 33.

Es liegt in dem Vergleich der Fruchtsäfte, deren organischsaures Salz durch den oxydirenden Sanguificationsprocess zu Alkalicarbonat wird, sehr nahe, die Molkencur mit der abwechselnden Anwendung von Natronsäuerlingen, namentlich dem Selterser-Wasser zu combiniren, wie es auch gegenwärtig häufig geschieht. — In diesem Falle nun gewinnen die bezüglichen diätetischen Curen in dem Hauptpunkt etwas Gemeinsames: es wird hier direct, dort indirect, und in mildester Weise für die Verdauungsorgane, da, wie Wöhler es schon vor Decennien erwiesen hat, die organisch sauren Alkalien in dem animalischen Stoffumsatzprocess wenigstens theilweise in kohlensaure Alkalien verwandelt, verbrannt, oxydirt werden, täglich etwas mehr Alkalicarbonat in's Blut geführt, welches im Allgemeinen zu dessen Verarbeitung und Reinigung zeitweise sehr förderlich sein kann. Eine sehr heilsame Vertretung, häufig auch Verbesserung dieser säuerlichen Fruchtsaftsalze sind die Brausepulver oder Saturationen, die als säuerliche, neutrale, alkalische — kalte und kohlensäuerliche, warme und kohlensäurearme — in vielen Krankheiten, mindestens in Krankheitsanfängen einen reichen und herrlichen Arzneischatz darbieten; insbesondere gilt dies von der Saturation aus Natronbicarbonat und Citronensäure, vergl. § 46. Bei Cur-Weinen, welche reicher an organisch sauren Salzen sind, kommt jene Alkalescenz ebenfalls in Betracht. Die leichten mildsäuerlichen Weine, wie die Badenschen und Mosel-Weine und unter den ersteren vor Allen der Markgräfler und diesem nahestehenden verbinden mit jenen Bestandtheilen noch eine milde belebende Wirkung des Weingeistes; sie können unter Umständen vortreffliche Cur-Mittel werden, vergl. § 51.

Wenn man die Wirkungen des Ensemble allein aus den angestellten Erprüfungen des Effects der einzelnen Bestandtheile erkennen wollte, so würde man schwerlich über die Indicationen etwas Sicheres festzustellen vermögen. Sie können nur Werth in einem physiologischen Zusammenfassen und in der Erfahrung gewinnen. Gleichwohl gehört es zur wissenschaftlichen Belehrung und Sicherung der Beobachtung des Totaleffects, die Wirkung der Bestandtheile, der Theile des Ganzen, kennen zu lernen. Wir wollen daher zum nächsten Gegenstande machen: die Angaben dessen, was man von den Wirksamkeiten der einzelnen Bestandtheile jener curativen natürlichen Mittel weiss.

§ 23. 1) Traubenzucker. Es unterscheidet sich der Zucker der Trauben, Beeren, Früchte von dem Rohrzucker wesentlich dadurch, dass dieser erst in jenen übergehen muss, durch Aufnahme und Incorporation von einem chem. Gewicht Wasser, um dann weiter durch Ferment die Umwandlung in Weingeist, Kohlensäure u. a. zu erleiden, cf. § 48, daher denn auch, nach physiologischem Gesetz: Gleiches zu Gleichem, Aehnliches zu Aehnlichem — der Traubenzucker ein mildes Beförderungsmittel der Verdauung ist, was von dem Rohrzucker weniger gesagt werden kann, wie dieser denn auch nach längerem reichlichen Genuss eine Krankhaftigkeit der Schleimhäute — Verschleimungszustände, in Folge von chronischer entzündlicher Reizung der Schleimhautnerven erzeugt, die der andere Zucker unter diesen Umständen weniger hervorbringt. Auch der Honig besteht grösstentheils aus Traubenzucker, und ist für Viele, wie die Speisetische in der Schweiz lehren, wo er niemals fehlt, ein gelindes Digestivum; obschon einige wenige Individuen gewisse aromatische und flüchtige Beimengen des Honigs durchaus nicht vertragen, und ihre Schleimhäute dagegen bis zum starken Erbrechen und Purgiren reagiren. Es scheint auch darin der Traubenzucker den animalischen Verhältnissen conformer zu sein, dass ihn eine schwach alkalische Flüssigkeit bei 38° sehr bald zersetzt, während Rohrzucker dabei intact bleibt. Der in dem Verdauungscanal eingehende Zucker verschwindet in der Regel schon bis zum Dünndarm. Dass der ernährende Erfolg der Fleischkost durch Hinzukommen einer mässigen Menge Zuckers grösser ist, scheint unzweifelhaft: die Erklärung dieser Erscheinung dürfte weniger schwierig sein in der Annahme, dass der Zucker in weiterer Stoffmetamorphose mindestens zum Theil in Milchsäure übergeht und nun nach dem Verdauungsorgan geführt — die chemische Kraft des Magensafts an sich und in Beziehung auf die Einführung von Knochensalzen —, steigert, vergl. § 19. Es wäre aber auch möglich, dass der verzehrende Oxydationsprocess beim reichlicheren Eintritt von Zucker in's Blut sich mehr gegen diesen als gegen das Fett richte, und letzteres nun für den Ansatz eines in normaler Weise von Fett durchdrungenen Muskelstoffs conservirt werde, wie denn auch die Verminderung des Stoffverbrauchs dadurch bezeugt wird, dass bei starkem Zuckergenuss die Quantität des Harnstoffs abnimmt; Hoppe's Versuche scheinen für diese Ansicht zu sprechen. Bernard hat experimentell an weiblichen Hunden und Kaninchen gezeigt, dass der in das Blut injicirte Rohr- und Traubenzucker niemals zu Milchzucker werde. Es scheint der Erfolg des vollkommenen Verdautseins des Zuckers der zu sein, dass im oxydirenden Sanguificationsprocess ein Theil desselben zu Milchsäure und andere organische Säuren, Wasser und Kohlensäure, ein anderer zu Fett werde, in ähnlicher Weise wie er sich in concentr. Sauerstoff von chromsaurem Kali und Schwefelsäure zu Kohlensäure, Wasser, Ameisensäure zersetzt. Traubenzucker findet sich im Uebrigen beim Menschen und Säugethier auch normal im Blut, in merkbaren Antheilen in der Lebervene, ferner in der Leber, im Harn der Graviden, in dem des Kuh- und Schaffoetus, in der Amnios- und Allantoisflüssigkeit des Rinds, Schafs, Schweins, im bebrüteten und unbebrüteten Hühnerei. — Abnorm und in auffallender Menge kommt er bekanntlich im diabetischen Harn vor: aller Wahrscheinlichkeit nach wird ein grösserer Theil des Zuckers in der Leber gebildet, und der diabetische Zucker, von der Erörterung der tieferen Krankheitsursache hier abgesehen, dürfte einen zwiefachen Ursprung haben: dass, sowohl der von den Speisen direct oder indirect kommende und in das Blut eintretende Zucker, sowie der aus der Leber stammende wegen Erkrankung der Gewebe die normal-zeitige Umbildung angedeuteter Art, nicht erleidet. Dass der diabet. Zucker aus dem Eiweissstoff stamme, ist möglich, aber weniger wahrscheinlich.

§ 24. Der Milchzucker verhält sich zum Caseïn, wie der Zucker zum Fleisch, wie das Amylon zum Kleber, er findet sich nur in der Milch des menschlichen Weibes und der der Mammalien und ist, wie schon angedeutet, einer der wesentlichsten Beweise der productiven Kraft der Drüse, des Gewebes, insofern er immer nur erst in den Brüsten producirt wird. Dass er hier aus dem Eiweissstoff des Bluts durch eine Modification, durch eine Spaltung entsteht, wobei denn auch das Caseïn gebildet wird, ist wahrscheinlicher, als dass er aus dem in's Blut eintretenden Zucker hervorgehe, denn injicirt man dem Blut der säugenden Hunde oder Kaninchen Traubenzucker, so bleibt doch der Milchzuckergehalt der Milch intact, obschon sich in den übrigen Flüssigkeiten Traubenzucker findet: wohl aber geht umgekehrt der in grösseren Mengen in's Blut injicirte Milchzucker bis zum Harn in Traubenzucker über. Ferner findet sich als Bestandtheil der Muskeln und einiger anderer thierischer Substanzen ein Muskelzucker oder Inosit = 12 C 12 H 12 O + 4 H. und durch heisse Einwirkung von alkalischem Wasser (Kali, Natron, Baryt, Kalk) auf Dioxymethylenoxyd = 4 C 4 H 4 O (erzeugt durch Behandlung des Jodmethylens mit oxalsaurem Silber), hat man neben Ameisensäure eine zuckerartige Substanz producirt, welche Kupferoxyd zu Oxydul reducirt, aber eben so wenig, wie Inosit, mit Hefe in Gährung geht. Der Milchzucker wird ziemlich rasch und gleich dem Traubenzucker im Dünndarm verändert, nachdem er, wie es scheint, in diesen übergegangen ist, was in Berührung mit dem Pancreassecret sehr bald geschieht. Wenn Saccharina und Amylacea bei den Säugenden die Production der Milch steigern, so kann die Ursache wohl nur eine indirecte, eine dynamische sein: jene azotlosen und azotarmen Nahrungsstoffe sind adaequate oder homologe Erreger der gesammten assimilativen Drüsenthätigkeit. Hess hat experimentell gefunden, dass die Milch durch Gährung Alkohol liefert, und dass sich die Menge des Weingeists vermehrt, wenn man der gährenden Milch absichtlich noch Milchzucker hinzusetzt. Pallas erklärte sich bekanntlich schon früher gegen die Zweifel, dass die Milch gährungsfähig sei, da er gesehen, wie die Kalmücken und Baschkiren durch Gährung der Milch ein berauschendes Getränk erzeugten. Hinsichtlich der physiol. Wirkung des Zuckers darf man vielleicht folgende Muthmassung aussprechen: ein mässiger Genuss von Zucker leistet der Bildung und Abscheidung des azotlosen, thermogenen Bestandtheils, insbesondere des Fetts, sowie dem Bedürfniss der Milchsäurebildung und dem der Intestinal-Mauserung dynamisch und materiell einen wesentlichen Succurs. Eine übermässige derartige Kost wirkt aber wieder nachtheilig auf Verdauung und Blutbildung, indem zu viel freie Milchsäure gebildet wird, wie es sich denn auch an der Schleimhaut der Mundhöhle, an den nachtheiligen Einwirkungen auf die Zähne erweist. Da nun Saccharina und Amylacea zur Fettbildung dynamisch und materiell disponiren, so dürfen Fettsüchtige solche nur in geringen Mengen geniessen; ferner da diese Dinge in der angedeuteten Wirkungsweise den Muskelstoff bildenden Blutprocess deprimiren, so ist der Zucker- und Amylon-Genuss bei schlaffen, phlegmatischen, scrophulösen, bleichsüchtigen, zu Wurmschleim und Helminthiasis geneigten pastösen Individuen zu beschränken. Wenn Zuckerwasser als ein beruhigendes Mittel nach Schreck, in Fieberunruhe und aufgeregten Zuständen sich bewährt hat, so ist diese Wirkung wohl mehr auf das Wasser zu schieben, was durch den Zuckergehalt nur appetitlicher, eingehender, verdaulicher gemacht worden ist.

§ 25. Pektin, Gummi, Schleim. Da diese organischen Stoffe zweifelsohne als solche nicht in's Blut aufgenommen werden, so kann hier von ihrer physiologischen Wirkung nicht die Rede sein. Von ihrer äusseren Anwendung wissen wir, dass sie die gespannten, gereizten Theile, insbesondere das Zellgewebe erweichen, schlüpfrig machen, den Zutritt der Luft mässigen, so auch die Friction mildern und der leichteren mechanischen Bewegung der Organe auf- und übereinander Succurs leisten, ähnlich den thierischen Schleimen im Auge, Munde, Nase, tractus intestinalis, Blase, Prostata, Vagina u. a. Hierdurch können Quitten-, Traganth-, Gummischleim äusserlich sehr wichtige chirurgische Dienste an sich und gegen liquide und gasige Schärfen thun. Direct können sie diese Wirkung auf unzugängliche innere Theile: Lungen, Nieren, Blase u. a. nicht haben, wohl aber wohlthuend und heilsam dadurch wirken, dass die Milderung der äusseren Theile im dynamischen und materiellen Consensus und Contact auch eine innere werden kann. Das Vorkommen des Caseïns oder Käsestoffs ist auf die Milch beschränkt; ausser der Milch, namentlich im Blut begegnet man höchstens Minimal-Bestandtheilen, deren Natur, wie man insgemein nur aus Noth sagt, zwischen Caseïn und Eiweissstoff mitten inne liegt. Dass das Caseïn aus dem Albumin stammt, ist, wie oben bemerkt, wohl unzweifelhaft; wie es aber gebildet wird, ist gänzlich geheimnissvoll: man kann nur sagen, dass das Albumin in der Brustdrüse der Säugenden, von einer, auch nur sehr selten vorkommenden, milchartigen Absonderung in der Männerbrust wollen wir hier absehen, eine moleculare Umänderung erleidet, die es auch mit sich bringt, dass sich Fett zu Butter umwandelt, und diese, von einer albuminös-caseïnösen Hülle zu Milchkügelchen umkleidet, sich absondert und durch die Milch emulsionsartig vertheilt. Lab in die warme Milch gethan, zersetzt diese in einen niederfallenden unauflöslichen Käse und einen auflöslichen Theil, Molke, welche eingedunstet und eingeäschert eine kohlensauren und phosphorsauren Kalk enthaltende, nur schwach alkalische Asche hinterlässt. Ausser der Gerinnbarkeit, Coagulation durch Lab und jede Säure charakterisirt sich das aufgelöste Caseïn auch dadurch, dass es beim Verdunsten nicht gerinnt, sondern membranös eintrocknet, ferner, dass der mittelst Mineralsäuren in der Milch bewirkte Niederschlag in grösseren Mengen von Wasser und Weingeist auflöslich ist, endlich, was die wesentlichste Verschiedenheit ist, dass sich Caseïn innig mit Kalk und Talk verbindet, und beim Kochen mit den Auflösungen ihrer Salze die Basen mit sich niederreisst, cf. § 6. Unter den Pflanzenstoffen gleicht dem Caseïn in vielfacher Beziehung das Legumin der Hülsenfrüchte; Caseïn und Legumin sind concentrirte sarkogene Nahrungsmittel. Eine weitere Erörterung der Wirkung des Caseïns gehört nicht hierher, zumal dasselbe für die diätetischen Zwecke der Milch in den Molken vermindert oder auch ganz entfernt wird.

§ 26. Das Fett hat eine dreifache Beziehung zur thierischen Oekonomie: theils als ein wesentlicher Bestandtheil der meisten thierischen Gebilde, theils als Ingredienz, wie ganz besonders der Nervenmasse, theils als polsterartige Umhüllung der Organe und ihrer anatomischen Bestandtheile, wie Muskeln und Muskelfibern. Auf die Haut und die Schleimhäute angewendet hält es den unmittelbaren Zutritt der Luft, des Sauerstoffs ab, mindert also die Erregung und Reizung von dieser Seite, mildert ferner die Spannung, den Reiz, die Schmerzen und befördert durch eine gewisse Erweichung und durch ein Schlüpfrigmachen den Ausstoss der Excretionen. Ueber die Schleimhaut des tractus intestinalis vertheilt, mindert es den endosmotischen Resorptionsprocess, und ist daher aus zwiefachem Grunde ein wichtiges Mittel, Vergiftungen zu beschränken. Die verschiedenen Fette, wie Oliven-, Mohn-, Mandelöl, Cacaobutter u. a. Hirsch-, Hammel-, Schweine-, Hasen-, Hunds-, Katzen-, Hühner-, Klauenfett u. a. sind auch schon in ihrer chirurgischen Wirkung merklich verschieden, die letzteren beiden sind sehr wohlthuend und heilsam gegen das Wundliegen. Die Schleimhäute vertragen den längeren Einfluss der Fette und Oele nicht lange; ein Gemisch aus in siedendem Wasser ausgelassenem Rindsmark mit frischem Mohnöl, habe ich, nach vielfachen Versuchen, am mildesten und wohlthuendsten gefunden.

Die Fette und Oele sind bekanntlich verschiedene Verbindungen von fettigen Säuren, wie Stearin-, Margarin-, Elaeinsäure mit einem organ. Oxyd, Lipyloxyd, was sich beim Verseifen in Vereinigung (Incorporation) mit Wasser als Glycerin abscheidet. Aber diese Verschiedenheit allein kann die diätetischen Differenzen noch nicht verursachen; sie sind noch ausserdem in dem grösseren und geringeren Ranzigwerden und besonders in verschiedenen Beimengungen von heterogenen oder Reiz-Stoffen: flüchtigen riechenden fettigen Säuren begründet, von welchen letzteren man in organoleptischer Beziehung noch keine ganz genügende Kenntniss hat. Reichlicher in das Blut eintretend, so dass ein fettreiches Blut aufkommt, mindert das Fett indirect den Oxydationsprocess in der Sanguification, indem es die modificirende Wirkung des Sauerstoffs auf sich ableitet, wie es denn auch als das vorzüglichste thierische Thermogen angesehen werden kann. Bei der Banting'schen Cur des praevalenten Fleischgenusses gegen Fettleibigkeit, vermeidet man thunlichst alle fettige und der Fettbildung fähige Speisen, damit der Oxydationsprocess der Athmung das übermässige incorporirte Fett der Organe ergreife, und zur Wärmebildung verzehre. Das dem menschlichen Körper am meisten genäherte Fett scheint das Fett des Knochenmarks, der Nieren und die Butter zu sein, insofern auch ein schwacher Magen diese Fette ertragen kann, falls sie frisch sind, denn eine ranzige Butter, wie die alte gelbe scharfschmeckende Fassbutter übt auf magenschwache Individuen eine sehr feindselige Wirkung aus. Eine reine Butter, dem schwarzen Kaffee reichlich hinzugethan, macht diesen zu einem milden heilsamen Aperiens. Man kann sich bei allmäliger Steigerung des Fett-, besonders des Buttergenusses an einen reichlichen Fettgenuss auch bei schwachem Magen gewöhnen, vorausgesetzt, dass man einen entsprechenden Luftgenuss damit verbindet. — Manchen magern, schlecht genährten nervösen Individuen, die doch noch Verdauungskraft haben, kann der Buttergenuss, noch mehr der Genuss von nahrhafter fetter Alpen-Milch ein wesentliches diätetisches Mittel sein, dem man nur noch mehr zuverlässige Erfahrungen unterbreiten sollte. Ein Theil der guten Wirkung des Leberthrans läuft darauf hinaus, das Jod machts mindestens nicht allein. Hinsichtlich des äusseren Gebrauchs der Fette, der wohlthuenden Wirkung der Salbung des durch gymnastische Uebungen erhitzten Körpers mit Olivenöl bei den alten Griechen, verbunden mit Reiben und Kneten der Glieder durch die sogenannten Iatroleiptes, des gepriesenen Effects des Speckeinreibens in die Haut der zu Rheumatismen geneigten nervösen, insbesondere zu schwindsüchtigen Zuständen geneigten Individuen wird man die Heilsamkeit dieser Procedur wohl nur zu geringerem Theil auf eine »ernährende Wirkung, auf Reinigung und Erquickung« zurückführen können, zu grösserem Theil auf eine entsprechende bequeme Vermittelung der methodischen Pflege der Haut, der daraus hervorgehenden Bethätigung und Steigerung ihrer Reactionskraft, sowie Mässigung und Milderung ihrer nervösen Reizbarkeit, wie es wohl in ähnlicher Weise von der täglichen gelinden Einfettung des Haars neben dem sorgfältigen methodischen Kämmen desselben gesagt werden kann.

§ 27. Von den oben genannten organischen Säuren, wenn sie frei oder als solche in die ersten Wege gelangen, ist anzunehmen, dass sie in das Blut nur in Vereinigung mit Natron, was ihnen vom Blut aus durch den endosmotischen Process entgegen kommt, eingehen, auch werden sie nur in dieser Verbindung zu Oxydationsproducten übergeführt. Wenn Weinstein-, Apfel-, Citronen-, Oxalsäure, wie geschrieben steht, bei grösseren Gaben, unverändert im Harn, Weinstein-, Benzoe-, Bernsteinsäure u. a. im Schweiss auftreten, so kann man es kaum bezweifeln, dass sie aus dem an Natron gebundenen Zustand wieder herausgetreten sind, wahrscheinlich durch die mit Harn- und Schweissbildung an der äusseren Seite des Leibes, Haut, Harnorgan, Magen, entstehenden Säuren: Milchsäure, sauren phosphorsauren Kalk u. a. Indem das Blut Alkali zur Neutralisation der Säuren (es gilt dies selbstverständlich auch von Mineralsäuren, nur dass diese dann weitere chemische Veränderungen nicht erleiden, mit Ausnahme der Sulphate, welche noch der Reduction unterliegen können), verliert, mindert sich auch die Schnelligkeit der Sanguification, des Stoffumsatzes, der Wärmebildung; hierdurch bringen die Säuren wenigstens für einige Zeit eine kühlende sogenannte blutverdünnende (in Fiebern den Fieberdurst stillende) Wirkung hervor, zumal sich gleichzeitig auch der Oxydationsprocess zunächst der Verarbeitung des organischsauren Salzes zu Carbonat zuwendet. Wo die Neutralisation und Aufnahme in das Blut, wie bei manchen blut- und athmungsschwachen Individuen, nur unvollkommen geschieht, da werden Säuren tiefer in die Gedärme hinabgehen, die Gallen- und Pancreasabsonderung hemmen oder doch vermindern, bei grösseren Dosen wenigstens hier die normale Neutralität oder geringe Alkalescenz der Schleimhautsäfte stören, und mit der physiologisch-chemisch geforderten Saftströmung einen Zufluss von Flüssigkeit herbeiführen, so dass Beunruhigung, Auftreibung, Flatulenz und endlich auch wohl Diarrhoe erfolgen müssen. Somit belästigen und erschweren die organischen Säuren, bei übermässigem Genuss, die Verdauung und Assimilation, ich möchte sagen, in ähnlicher Weise wie sie den Process der Gährung, namentlich den des Zuckers erschweren, wie Anthon von dem Weinstein und der Weinsteinsäure dargelegt hat, welche auf den Verlauf und die Beendigung der geistigen Gährung eine ungünstige Wirkung haben. Für blutarme bleichsüchtige Individuen würden daher auch häufige säuerliche Getränke und Speisen, häufige saure Salate im Allgemeinen nicht indicirt sein; dass viel Essiggenuss bleich und bleichsüchtig macht, ist bekannt. Wenn sich bei den verschiedenen organischen Säuren ein wesentlicher Unterschied in der organoleptischen Wirkung geltend macht, so wird dieser weniger in der chemischen als in der neurodynamischen Richtung zu suchen sein; jene wird niemals ohne letztere geschehen und diese wird immer die am meisten entscheidende sein. In dem Citronensaft, in der Citronensäure, hat man bekanntlich ein wichtiges Mittel gegen scorbutische Dyscrasien, insbesondere auf weiten Seereisen, bei praevalenter thierischer Kost, erkannt: ob sie eine besondere specifische-neurodynamische Wirksamkeit hat? Die Neigung des Bluts zu einer ammoniakalischen Alkalescenz, wenn es auch bis zu derselben nicht kommt, durch Praevalenz einer schwerverdaulichen animalischen Kost bei schlechter Luft und schlechtem Wasser steigert die Indication des Gebrauchs der Pflanzensäuren. Hübner, Reisen in Südafrica, berichtet, wie die Kaffern, die einem Uebermaass von

Fleischgenuss zugethan sind und davon scorbutisch werden, diesem Zustande durch einen instinctiven reichlichen Genuss von säuerlichen Fruchtsäften begegnen. — Wenn die organischen Säuren ihrer chemischen Natur nach mehr verbrennlichen Stoff, mehr Entzündbarkeit enthalten wie Essigsäure, Bernsteinsäure, Benzoesäure, die man in physiologischer Beziehung heisse Säuren nennen könnte, wenn jene als kühle bezeichnet werden, so wird jene Wirkung auch complicirt sein und in eine erregende, erhitzende umschlagen; die Essigsäure hält die Mitte und das ist in therapeutischer Beziehung nicht unwichtig. Die Gerbsäure oder das Tannin macht einen wesentlicheren Bestandtheil der Fruchtsäfte aus, als man wohl insgemein meint; sie ist nicht nur bei der Behandlung des Weins, namentlich der Klärung und Conservation desselben ein günstiges Mittel, sondern auch ein wesentlicher Bestandtheil der gesunden herben Rothweine und Fruchtsäfte (so zu sagen: ein vegetabilisches, daher mildes Eisen!); sie verdrängt in den von Dysenterien heimgesuchten südlichen Gegenden den bis dahin so viel angewandten Wismuth (Bismuth. subnitricum).

§ 28. Von den organischsauren Salzen der Alkalien wissen wir, wie oben bemerkt, seit Wöhler's Versuchen, mit Sicherheit, dass sie im animalischen Process des Stoffumsatzes, jenseit der vorübergehend bewirkten eigenthümlichen neurodynamischen Erregung, ihre Natur aufgeben und zu Carbonaten umgewandelt werden. Hierdurch kommt denn, namentlich bei dem Gebrauch von Kali und Natron mit Apfel-, Citronen- und Weinsteinsäure, bezüglich der Obst-, Trauben- und Beerensäfte, auf die mildeste Weise für die Verdauungsorgane, etwas mehr Alkali in das normal-alkalische Blut, wodurch dieses mehr verflüssigt und reinigungsfähiger gemacht wird; ausserdem werden alle Secretions- und Excretionsorgane in milder Weise zur Thätigkeit impellirt. Da das Natron das mehr dem thierischen Körper zugewiesene Alkali ist, so wird man dieses im Allgemeinen dem Kali vorziehen. Eine Analogie in der chemischen Thätigkeit des Organismus, sagt Gorup Besanez, und jener des activen Sauerstoffs spricht sich darin aus, dass Pflanzensäuren bei Gegenwart von überschüssigem Alkali ebenso wie im Blute auch ausserhalb des Organismus durch Ozon in kohlensaure Salze verwandelt werden, und dass auch Harnsäure, welche als freie Säure mit Ozon behandelt Allantoin, Kohlensäure und Urée liefert, bei Gegenwart von Alkali dieselben Producte giebt, wie bei ihrer Zersetzung im Organismus: Kohlensäure, Kleesäure, Harnstoff, doch aber kein Allantoin. Von den organischsauren alkalischen Erden ist allenfalls die citronensaure Talkerde als mildes Purgans in Gebrauch: von chemischer Seite betrachtet, kann ihr Gebrauch auch nicht wohl contraindicirt sein; denn die Talkerde ist ein Ingredienz des thierischen Organismus in den Knochen, und dies schon bürgt dafür, dass derselbe die Mittel hat, über das Assimilationsquantum zu bestimmen. Mit der organischsauren Kalk-, Strontian-, Baryterde ist es schon anders; theils haben sie, wenigstens die beiden letzteren in neurodynamischer Hinsicht eine feindselige Natur, theils würden sie ja im Verlaufe durch den thierischen Leib zur Bildung von schwer und unauflöslichen Carbonaten und Sulphaten Veranlassung geben, durch deren Vertheilung in feinsten Sedimenten durch die Gewebe der letzteren Functionen mehr und weniger stets gereizt und gehemmt werden müssten. Möglicherweise liegt in diesem Erfolg die Hauptursache der Giftigkeit der Baryt- und Strontianverbindungen; vielleicht kommt er auch bei der Kleesäure in Betracht, die sich durch ihre Giftigkeit von allen anderen allgemeineren Pflanzensäuren wesentlich unterscheidet; dass sie ihres Krystallwassers beraubt, in Kohlenoxyd und Kohlensäure zerfällt, scheint mir mit ihrer feindlichen Organolepsie in keiner Beziehung zu stehen. Von der Milchsäure und den milchsauren Salzen gilt wohl im Allgemeinen dasselbe, was oben von den allgemeinen Pflanzensäuren gesagt worden ist; gleichwohl ist sie dem thierischen Organismus, da sie auch in ihm und zu seinen Zwecken producirt wird, am meisten genähert und angeebnet. Die Beurtheilung des therapeutischen Werthes der milchsauren Salze der Alkalien, die besonders Petrequin für die Behandlung der functionellen Störungen des Verdauungsapparats in den Arzneischatz eingeführt hat, überlasse ich Anderen. Aus der Erscheinung, dass eine Praevalenz von Milchsäure insgemein im Gefolge der Osteomalacie ist, dürften wir wohl vermuthen, dass ein längerer einseitiger Gebrauch dieser Säure auf die Secretion und Gestaltung des Knochenphosphats von nachtheiliger Wirkung sein würde.

Das Kochsalz oder Chlornatrium zeigt seine physiologische Beziehung darin, dass es durch alle thierische Flüssigkeiten und in allen Geweben vertheilt ist, auch in Bezug auf andere Salze der thierischen Oekonomie, insofern sie nur Minimal-Antheile bilden, in namhafter Menge vorkommt. Barral nimmt auf 68,9 Kilogrammes (1 Kilogramm = 1000 Grammen, und 1 Gramm = c. $16^1/_2$ Gran), als das ohngefähre Gewicht des erwachsenen Körpers, 184,7 Grammes Kochsalz an. Es ist die Menge des Salzes in allen thierischen Flüssigkeiten, besonders im Blute, eine von dem Kochsalz der Nahrung unabhängige constante, aber es ist, den verschiedenen physiologischen Zwecken conform, durch den Organismus in verschiedenen Mengen an sich und gegen das verwandte Chlorkalium vertheilt: in den Blutkörperchen, in der Fleischflüssigkeit, in den Drüsen beträgt es nur wenig; in namhafter Menge dagegen findet es sich im Chylus, im liquor sanguinis, in der Lymphe, während es in der Zelle, in der organischen Faser verschwindet, und nur ein Bestandtheil der sie durchfeuchtenden Flüssigkeit ist. Es liegt die physiologische Nothwendigkeit, die sich auch in dem Instinct des Menschen und der höheren Thiere nach Salz, in den gedeihlichen, die landwirthschaftliche Viehzucht betreffenden Erfolgen der Salzfütterung erweist, wahrscheinlich zu einer Hauptsache in der physiologisch-chemischen Nothwendigkeit des Salzes zur Vermittelung allgemeiner stofflicher Vorgänge der Bildung und Reinigung, zunächst der normalen Qualification der Endosmose, der temporären Erhaltung der Blutkörperchen u. dgl. zu einer andern aber wohl auch, dass aus ihm für die Verdauungsthätigkeit im Magen Salzsäure ausgeschieden werde. Dass das Kochsalz nur von aussen kommt, ist nicht zu bezweifeln, wie es wahrscheinlich ist, dass das Kaliumchlorid des Fleisches und der Blutkörperchen aus dem Umsatz von Natriumchlorid und phosphorsaurem Kali (vegetabil. und vegeto-animalischer Nahrungsmittel) bewirkt wird. In Versuchen mit Kochsalz, phosphorsaurem Kali, Traubenzucker, lässt sich dies ausser dem Körper erweisen, wie ich es an einem andern Ort gezeigt habe. Das überschüssig aufgenommene Kochsalz wird durch den Harn, Schweiss, Mund- und Nasenschleim wieder ausgeschieden, daher denn auch für die Ausscheidungsorgane das Salz ein wichtiges curativ-diätetisches Pellens sein kann, sofern man sich nur auf die Winke der Natur recht versteht. Für den intelligenten Diätetiker wird das Verständniss der Natur in eine innige Beziehung zu den bedeutsamen Worten treten: »der Geist der Medicin ist leicht zu fassen, man durchstudirt die gross' und kleine Welt, um es am Ende geh'n zu lassen, wie's Gott gefällt!« — Von dieser Seite aus liesse sich auch ein Lob über ein bekanntes von William Lee eingeführtes diätetisch-medicinisches Volksmittel: Salzbranntwein (Salz, Wasser und Franzbranntwein) ergiessen, wenn es nicht hier ausser dem Zweck der Schrift läge.

Was die übrigen allgemeinen Neutralsalze aus Alkalien und Mineralsäuren anbelangt, so gehört die Erörterung ihrer Wirkung nicht hierher; ich lege den vielfachen clinischen Versuchen, die man mit ihnen angestellt hat, für die Gegenwart wenig, für die diätetische Zukunft keinen oder doch nur einen negativen Werth bei; mit der Zeit eines besseren diätetischen Verständnisses, der Beseitigung des Scheins und der Vornehmthuerei, werden sie ihren Werth verlieren. Dr. J. Seeger's Versuche über den Einfluss der allgemeinen Salze auf die thierische Oekonomie, namentlich über den Einfluss des Glaubersalzes auf einige Factoren des Stoffwechsels, haben zu folgenden Resultaten geführt: durch die Einnahme von Glaubersalz in mässigen Mengen wird die Resorption der eingeführten Nahrung nicht beeinflusst und der Gehalt der Fäcalmassen an Stickstoff und Fett nicht geändert, der Wassergehalt dagegen im Verhältniss zu der Menge des eingenommenen Salzes gesteigert. Die Menge der Harnausscheidung wird nicht vermehrt, die Stickstoffausscheidung durch den Harn aber bedeutend, mitunter bis zu 25 pCt. vermindert. Dabei wird für das abgesetzte Stickstoffgewebe andere stickstoffhaltige Substanz in grösserer Menge verausgabt; in einzelnen Fällen wird durch das Glaubersalz die Zufuhr und Ausscheidung von Kynurensäure veranlasst. — Aehnlich dem Glaubersalz wirken noch manche andere allgemeine Salze, wie Kalisulphat, Talksulphat, Natronphosphat, und ihre antiphlogistische Wirkung könnte zum Theil den Grund haben, dass sie die Sanguification und Nutrition bedeutend deprimiren, wie es oben das Minus der Uréeausscheidung andeutet, und dass sich ein Uebermaass der Kraft im Blutleben an der Anstrengung für die Ausscheidung der heterogenen Salze bricht. Wie man aber auch hier nicht leicht generalisiren kann, zeigen Salpeter, Salmiak, arseniksaures Kali. Mit dem berühmten Entdecker des Isomorphismus des arseniksauren und phosphorsauren Kalis disputirte ich einmal im Vorzimmer des Audienzsaales des allverehrten seel. Cultusministers von Altenstein: er hatte ausgesprochen, die wissenschaftliche Heilmittellehre werde künftig a priori — die organoleptische und weitere Wirkung bestimmen können u. s. w. Ich erinnerte Mitscherlich an seine berühmte Entdeckung und dass trotz der grossen physikalischen und chemischen Analogie beider Salze das eine fast unschädlich, das andere doch überaus giftig sei u. s. w., dass also doch wohl jede Arznei vielfach am Krankenbette geprüft werden müsse, dass physikalisch chemische Aehnlichkeit nicht immer mit organoleptischer zusammenfallen: der berühmte Chemiker gestand gern, dass er sich geirrt habe.

§ 29. Von dem Natrongehalt des Bluts, als ein für den Process der Respiration und Nutrition wesentlicher Bestandtheil, gelangt die geringere Menge direct durch Getränke und Nahrungsmittel in dasselbe, der grössere Antheil kommt von neutralen und sauren Natron- und Kalisalzen mit Aepfel-, Citronen- und Weinsäure der vegetabilischen Nahrungsmittel, vorzüglich der Fruchtsäfte, welche Salze, wie schon oben bemerkt, in ähnlicher Weise zu Carbonaten werden, wie bei ihrer Einäscherung und bei der Zersetzung ihrer wässerigen Auflösungen an der Luft. Dass das Kalisalz durch das Kochsalz in Natronsalz umgesetzt werde, ist um so weniger zweifelhaft, als es physiologisch nothwendig ist: doch lässt sich auch nachweisen, dass eine Auflösung von Kochsalz, gemischt mit einem Kalisalz von jenen Säuren, nach längerer Zusammenwirkung bei 20 –40° C. zum Theil Chlorkalium und pflanzensaures Natron geworden ist, vgl. § 28. Unzweifelhaft werden im Organismus selbst aufkommende Säuren, wie insbesondere Milchsäure, zunächst organischsaures, dann kohlensaures Natron; das Natron hierzu entsteht wahrscheinlich täglich aus der Zerlegung des Kochsalzes in den Magenwandungen durch Milchsäure, cf. § 19. Für den Stoffumsatz hat das Alkali des Bluts unzweifelhaft eine wesentliche und vorzügliche Bedeutung, denn der Sauerstoff, selbst der activirte als Ozon, wirkt nur unter Mitwirkung von Alkali rasch oxydirend, und hat ohne dieses mehreren organischen Stoffen nichts oder wenig an; es gilt dies insbesondere von freien organischen Säuren, von Fetten und fettigen Säuren, während die mit Alkali verbundenen rasch in kohlensaure Salze umgewandelt werden. Das menschliche Blut hat circa $^1/_9$—$^1/_6$ an Alkali auf 1000 Theile; tritt nun eine Praevalenz von Säure in die zweiten Wege des Leibes, so wird nicht nur das kohlensaure Natron, sondern ein Theil der Basis des phosphorsauren Alkalis zur Indifferenzirung verwendet; mit dem letzteren Vorgang ist die Absonderung von mehr und weniger saurem Harn bei den Carni- und Omnivoren bedingt, während dieser bei den Herbivoren wegen des Umsatzes des organischsauren Kalis der Pflanzennahrung in Carbonat insgemein alkalisch ist, und deshalb mit Säuren braust. Ueber den Natroncarbonatgehalt im Blute, neben der Verbindung des Fibrins, Albumins, Haematins mit Natron, ist vielfach disputirt und experimentirt worden; namentlich auch ob es Einfach-, Sesqui- oder Bicarbonat sei: Setzt man etwas Salmiak und reichlich Weingeist zum frischen Blut, und erhitzt man dieses Gemenge in einer Retorte mit Entwickelungsrohr bis 50—60° C. und weiter, so gewinnt man bald ein Destillat, was die Auflösungen von Quecksilberoxydulnitrat und Kupfersalz wie Einfachammoniakcarbonat verändert, und aus anderen Zeichen kann man mit Sicherheit schliessen, dass ein Natroncarbonat vorhanden, aber dass dies doch nicht Bicarbonat ist. Wenn man dem frischen Blut etwas kohlensaures Natron beimischt, so sieht man deutlich, dass die Blutkörperchen gemindert und nicht wenige auch aufgelöst werden; während das Blut nun in dem Kochsalzgehalt ein das Bestehen der Blutkörperchen beförderndes, also conservatives Mittel hat, besitzt es auch wiederum in der Alkalescenz einen Beförderer des analytischen Processes in der wundersamen Spagirik des Organismus. Das Natronsalz ist ferner ein Träger der in den Capillargefässen gebildeten Kohlensäure, aus welchem dann in den Lungen der Sauerstoff ein chem. Gewicht Kohlensäure austreibt; das phosphorsaure Natron hat eine gleiche, jedoch ungleich schwächere Befähigung dazu, und auch hieran zeigt sich wieder die den organischen Zwecken mehr verwandte Natur des Natrons als das Kali sie hat. Für die Normirung der Diffusionsvorgänge der Säfte durch die thierischen Membranen u. s. w. ist das Natron sicherlich von wesentlichem Einfluss. Im Intestinaltraktus vermehrt eine kleine Menge kohlensauren Natrons, (das mildeste ist immer das Bicarbonat) auf dem Grund einer beginnenden Auflösung des Schleims, die Schlüpfrigkeit der Schleimhäute und unterstützt dadurch den der Mauserung und Austreibung der Unreinigkeiten dienenden Muskelapparat. Diesen unter Umständen wesentlichen Succurs spürt man schon, wenn man eine Auflösung von Natroncarbonat zwischen den

Fingern reibt. — In kleinen Dosen zu einer diätetisch passenden Zeit gebraucht — übt es eine wesentliche Reinigung, Entschleimung (des alten Schleimes) der Schleimhäute aus, während grössere Dosen für sehr empfindliche, nervös reizbare, verdauungsschwache Individuen auch contraindicirt sein können, insofern sie bei längerem Gebrauch alterirend, d. h. chemikalisch! wirken: unter Minderung des Stoffumsatzes neben weniger Urée-Bildung, Abnahme des Pulses, der Temperatur, des Appetits, Schwäche und Anaemie (Blutarmuth) erzeugen. So sind die ungünstigen Aussprüche zu deuten, zu welchen sich Rambuteau und Constant veranlasst fühlen, nachdem sie 5—10 Tage, jeden Tag 5—6 Grm. (c. $1^1/_4$—$1^1/_2$ Quentchen) Natronbicarbonat genommen hatten. Im Allgemeinen passen die neueren, mehr nervösen! Generationen zu solchen physikalisch chemischen Mitteln weniger als die früheren!

§ 30. Die Kohlensäure der Getränke: der Natronsäuerlinge, der moussirenden Weine kommt vorzugsweise den Verdauungsorganen zu Gute, wenn sie sonst indicirt ist. Sie gewährt einen flüchtigen, keinen materiellen, heterogenen Eindruck hinterlassenden Reiz, wie ihn die Natur nirgends anders darbieten kann. Aether und Naphten können schon alterirend wirken. Dieser reine Reiz, den das kohlensaure Gas auf den Intestinaltractus ausübt, ist für jegliche Heilkunde von grosser Wichtigkeit, daher auch Brausepulver und (guter, reiner) Champagner, wenn sie zur Hand waren, wohl schon manchem Individuum das Leben gerettet haben. Mit der brausenden Entwicklung der Kohlensäure ist das Brausepulver ein angenehm erregendes, erheiterndes, erfrischendes, kühlendes Mittel, da auch diese angenehmen Empfindungen nach Innen sich fortpflanzen. — In einer ähnlichen Kohlensäure-Wirkung des Champagners kommt bei diesem noch die belebende, erregende Wirkung des schwachen Weingeistgehalts hinzu, welche durch die der Kohlensäure merkbar beschleunigt wird, so dass der Champagner, rasch eindringend, eine belebende Wirkung dem Gehirn und Rückenmark ertheilt. Durch den flüchtigen reinen und functionell verwandten Reiz, welche beide Mittel über die Verdauungsorgane ergiessen, sind es denn auch die vorzüglichsten Hülfsmittel gegen erethische Verstimmungen und Unactivität des Magens. Selbstverständlich darf man den Gebrauch dieser Erregungs- und Belebungsmittel nicht übertreiben, wegen der

Kohlensäure insbesondere nicht, weil sie bei tieferem Eindringen berauscht, weiterhin durch die Ueberreizung erethisch, empfindlich, nervös macht, endlich deprimirt, lähmt, Magen und Gemüth verstimmt. Es giebt auch Individuen, die Brausepulver, selbst das mildere und angenehm schmeckende aus Natron und Citronensäure gar nicht vertragen.

Für die Respiration ist die Kohlensäure ein Auswurfsstoff, ein Excrement, und wie alle Excremente, wenn sie die thierischen Säfte und Gebilde berühren, schädlich und giftig wirken, so auch das kohlensaure Gas, sowohl beim Einathmen desselben, wie wenn der Leib, sie auszuscheiden, behindert wird. Schon die Einathmung von atmosph. Luft, welcher nur 1 pCt. Kohlensäure beigemischt ist, erzeugt nach einigen Athemzügen eine gewisse Beklommenheit in der Brust; enthält sie mehrere Procente, so bringt sie Erstickungszufälle und einen schnellen Tod hervor, selbst, wenn auch der Sauerstoff noch 18—20 pCt. Vol. beträgt; denn das Blut kann sich dann seines gasförmigen Excrements nicht mehr entledigen. Bei jeder diätetischen Cur ist das Athmen in reiner Luft und das Athmenlernen ein wesentliches Erforderniss, damit Austreibung von Kohlensäure und Aufnahme von Sauerstoff in den Lungenbläschen vollkommen von Statten gehen.

§ 31. Eine Erörterung der physiologischen Wirkung des Weingeists ist hier nur insofern einigermassen motivirt, als weiterhin die curativen Eigenschaften einiger süddeutscher Landweine einen Gegenstand der Schrift bilden. Es wohnt jedem Menschen der Trieb nach dem Genuss der innern Selbstbeschauung, dem Nordländer im Allgemeinen mehr als dem Südländer, inne, und dieser Trieb ist nicht selten ein wesentlicher Grund, der den Armen zum Geist des Branntweins, den Bemittelten und Reichen zu dem reichlicheren Genuss des Weins und Biers, als Reiz-Getränken, verlockt, welche belebend und erwärmend auf die nächsten Träger der Seele, das Hirn und Rückenmark wirken, freilich aber, bei sündhaftem Genuss, zu gesundheitsgefährlicher Täuschung und zu Seelen- und Leibeskraft vernichtenden, verthierenden Folgen! *) Bei dem Armen,

*) Man hat gewiss mit Grund bemerkt, dass der Indianer Guyana's ohne sein Paiwari sich unglücklich fühlen, bei weitem wilder, abstossender und unzugänglich sein würde, sowie andererseits, dass das gebildete Volk der Azteken in Mexico hauptsächlich dem Missbrauch des Pulque aus der Maguaypflanze erlag.

welcher oft bei schlechter Kost und in unzureichend erwärmenden Kleidern schwere, erschöpfende Arbeit in bitterer Kälte verrichten muss, kommen das Verlangen und das Bedürfniss schneller Erwärmung hinzu: da giebt ihm denn $^1/_4$ Pfund Branntwein bei seiner Verbrennung im thierischen Gewebe etwa so viel Wärme wie 5 Pfund Kartoffeln, wie $1^1/_2$ Pfund Weizen, wie $^3/_4$—1 Pfund Reis liefern; diese sind aber durch das zu Fett werdende Amylon Thermogene und Nahrungsmittel zugleich, insofern sie sich durch den Gehalt an Eiweissstoff, Kleber der stickstoffhaltigen thierischen, vorzugsweise sarkogenen Speise anschliessen. Wo dem Armen neben Kartoffeln und Käse das Fett-Bedürfniss gesichert ist, da wird ihn der Branntwein viel weniger verlocken! Dem Grönländer und dem Aleuten ist das flüssige Fett der Seehunde ein Leckerbissen, so dem Aelpler die aromatische Butter, während der Hochschotte leicht zum Branntwein greift. Wo dem Weingeist, dem durch ihn erzwungenen und vielfach heterogenen Thermogen, das Sarkogen nicht beigegeben ist, da muss der lebendige Leib es für die Blutbildung hergeben, und für diese geopfert werden. Es ist wie mit anderen blossen Erregungs- oder Reizmitteln, von dem ein namhafter schwedischer Philosoph sagte: »de gifven just jämmt so mycken styrka som hästen ger sporren«, d. h. die geben gerade so viel Stärke wie dem Pferde der Sporn giebt. Der reine Alkohol, in einer Quantität von zweien bis dreien Schlucken, vollends bei leerem Magen getrunken, ist ein Gift, was sehr rasch tödten kann; es ist aber in diesem Falle mehr die physikalisch-chemische als die neurodynamische Wirkung die Ursache der Vernichtung: der absolute Alkohol nämlich entzieht rasch der Magenwandung das imbibirte Wasser, macht sie trocken und rigid, und annullirt damit ihre und der Nachbarschaft Organik; in ähnlicher Weise vernichtet er sehr schnell die Organisation der Gewächse; man senke nur eine Centifolie in absoluten Alkohol: in wenigen Sekunden wird sie weiss und brüchig wie Wachs, doch zieht sie an feuchter Luft wieder Wasser an und röthet sich wieder; aber die Rose ist todt. (Beobacht. des Verf.)

Wie die belebende und weiterhin die berauschende Wirkung des verdünnteren Weingeists in den spirituösen Getränken, insbesondere im Wein, eigentlich zu Stande kommt, davon haben wir nur eine sehr fragmentarische Einsicht. Die Versuche, welche C. G. Mitscherlich über die Wirkung des Alkohols (und des Aethers) auf den Organismus angestellt hat, sind toxicologisch ganz lehrreich, aber in physiologischer Beziehung können sie, der Natur der Sache nach, noch nicht befriedigen; denn die verdünnten weingeistigen Flüssigkeiten bringen durchaus nicht jene Einschrumpfung der Epithelialzellen, jene Veränderung der Gefässhaut hervor, wie es ein Intoxicationsquantum von Alkohol thut; und dennoch üben sie, wie es die tägliche Erfahrung lehrt, mächtige Wirkungen von Seiten der afficirten oder irritirten Nerven aus. Noch deutlicher ist diese mittelbare Wirkung beim Aether, welcher ohne eine wahrnehmbare chemische Veränderung auszuüben — bei grösseren, vergiftenden Dosen — eine heftige Entzündung des Magens und der Gedärme hervorruft, die dann einen starken Säftezudrang und eine auffallende Abstossung des Epithels und Aufquellen der Zellen verursacht. Nach allgemeineren Erfahrungen und nach Mitscherlich's Versuchen findet ein zwiefaches Eingehen des Weingeists in den Organismus statt, wovon denn auch die neurodynamischen Veränderungen abhängig sind: Ein Theil übt eine sympathische Wirkung (wie sich M. ausdrückt) auf den Magen aus, und dies um so stärker, je spirituöser die Flüssigkeit ist, ein anderer Theil, und dies um so mehr, je verdünnter der Weingeist ist, geht in's Blut und in die Glieder, die Gefässhaut und Muskelhäute durchdringend und sich dann vorzüglich auf's Herz, Gehirn und Rückenmark wendend. Mitscherlich bemerkt: die Erscheinungen, welche in Folge des Uebergangs des Alkohols in's Blut und der directen Einwirkung desselben auf's Herz, Gehirn, Rückenmark u. s. w. entstehen, kann man zur Zeit noch nicht von denen unterscheiden, die auf sympathischem Wege vom Magen aus erfolgen. Bei verdünnten weingeistigen Flüssigkeiten sind die ersten gewiss vorherrschend, da die allgemeine Wirkung grösstentheils erst entsteht, wenn der Zeit nach die Resorption erfolgt sein kann, bei stärkerem Alkohol dagegen die letzteren. Wichtig ist die Beobachtung, dass auch die verdünnten Zustände des Alkohols von Thieren, wie namentlich Hunden, nicht lange vertragen, sondern ihnen bald lebensgefährlich werden, die Magenwandung trocken und runzlich machen, ferner, dass die Imbibition des thierischen Gewebes für Wasser durch oftmalige Berührung mit verdünntem Weingeist merklich vermindert wird, die Capillarität des Wassers durch einen kleinen Zusatz von Alkohol sichtbar abnimmt; denn wir dürfen daraus abnehmen, dass das thierische Gewebe durch fortgesetzte Berührungen mit Weingeist alterirt und degenerirt wird. Mit dem Wein im Allgemeinen ist es ganz anders, denn er führt die eben angegebenen Einflüsse nicht oder in einem kaum merklichen Grade mit sich. Worin dieser Unterschied liegt, ist schwer zu sagen; wahrscheinlich doch wohl am meisten in dem innigen Ensemble der Bestandtheile wie es ein mehr unmittelbares Naturproduct immer mit sich führt. Es muss der Weingeist im Wein in einem eigenthümlich gebundenen Zustande sein, wofür auch die Erfahrung zu sprechen scheint, dass ein Wein, dem Spiritus hinzugesetzt worden ist, dass ferner gekünstelte Weine in der Regel unangenehm berauschen, erhitzen, schlecht bekommen, dass auch aus einem solchen Wein der Weingeist beim Erhitzen leicht loslässt, endlich, dass, nachdem Göbel einmal einen guten Wein destillirt, den Spiritus vom Phlegma geschieden hatte, die Wiedervereinigung beider nur ein schlechtes Getränk, aber nach mehrmonatlichem Stehen, in einer gut verkorkten Flasche, und vielmaligem Schütteln wieder den alten Wein gab. Eaton in Philadelphia bemerkt, dass der Spiritus in verschiedenen Weinen verschieden wirke, dass anhaltender Genuss von Trauben- und Obstwein vorherrschend die sogenannte Kupfernase, Korn- und Gerstenbranntwein eine blasse Gesichtsfarbe verursachen, dass die Wirkung des Rums die Mitte halte. Man will beobachtet haben, dass die berauschende Wirkung des Weins mehr das Hintergehirn und das Rückenmark afficire, dieser im Allgemeinen mehr die thierische, jener mehr die menschliche Seele belebe, jener das sinnliche, dieser das geistige Wohlbehagen steigere. Nur von einem edlen Wein kann man sagen: in vino veritas, und das ist ein köstliches Zeichen seiner menschnaturverwandten Eigenschaft: nicht dass die im Weingenuss erregte Seele mehr und Höheres producire als der vernünftige nüchterne Geist, das wäre ein trauriges Zeugniss für diesen, nein, die im Weine erregte Seele erfindet nichts; aber sie ergeht sich in freien und dabei oft fruchtbaren Combinationen des Erkannten, der ihr immanent gewordenen psychischen Potenzen; sie giebt auch den Menschen, wie er eigentlich ist und wie er, erhaben über die conventionellen Verhältnisse des Lebens, es wohl sein möchte, dass wir freudig dem hehren Dichter es nachfühlen und es wahrhaft verstehen können, was er dachte, da er dichtete: wer niemals einen Rausch gehabt, der ist kein braver Mann! Tiedemann, Percy u. A. waren der Meinung, dass der Weingeist, nachdem er in's Blut gelangt ist, zu einem Theil wieder verdunste, zu einem andern mit dem Harn abgehe, zu einem dritten zu Kohlensäure und Wasser verbrenne, und dass dieser Theil die Wirkung des Rausches vorzugsweise erzeuge; nach Durcy, Lallemand und Perrin wird er weder im Organismus zerstört, noch umgewandelt, sondern, vorzugsweise nach der Leber und dem Gehirn sich wendend, concentrirt er sich in diesen, und erhebt hier neurodynamisch ihre Thätigkeit. Wenn man die berauschende Wirkung des Stickstoffoxydulgases, die des Kohlenoxyd- und des Cyangases damit vergleicht, welche bestimmt unzersetzt bleiben, so darf man wohl der letzteren Ansicht entschieden den Vorzug geben. Spätere interessante Untersuchungen über die Wirkungskraft des Alkohols auf den menschlichen Körper sind von Parkes und Wollowicz angestellt worden, die sich auch im Wesentlichen dafür aussprechen, dass der Weingeist im Organismus nicht zersetzt werde, und nur die Rolle eines Irritaments auf die Nerven und die eines Respirationsmittels spiele. Ueber den Uebergang von Alkohol in den Harn hat auch Ad. Lieben interessante Versuche angestellt, die doch zu beweisen scheinen, dass der Alkohol im Blute eine Oxydation erleide, und nur ein geringerer Theil durch Haut, Lungen, Harn, unverändert wieder emittirt werde. Es ist auch eine viel zu chemisch zugestutzte Ansicht, dass ein mässiger Genuss von Spirituosen in höheren Jahren gut sei, weil er vor dem Verathmen des Fetts bewahre.

# III. Abtheilung.

## Specielle curative Diätetik.

### a) Molkencur.

§ 32. Die Molke ist sonder Zweifel ein werthvolles curatives Mittel, obwohl ihre Heilkraft auch oft genug überschätzt worden ist. Es wird der bezüglichen Erörterung einleitungsweise die Betrachtung der Natur der Milch vorher gehen dürfen. Die Milch ist wesentlich für den noch zahnlosen Sprössling der Mammalien, des Menschen und der säugenden Thiere, bestimmt; sie gewährt demselben einerseits das entsprechende Nutriment, insofern sie Alles enthält, was zur Organisation des Säuglings nöthig ist, und andererseits macht sie in mildester Weise den Uebergang von der unmittelbaren oder Mutter- zur mittelbaren oder Natur-Speise, für welche die Milch immerdar ein normatives Erzeugniss ist. Von allen thierischen Secreten steht sie dem Blut, dem flüssigen Fleisch, wie man es auch wohl bezeichnet, am nächsten; dass sie von Völkern des Buddhaglaubens, welcher den Genuss des Fleisches verbietet, wie Japanesen, vermieden wird, hat mindetens zum Theil den natürlichen Grund, dass sie, wie eben bemerkt, dem Blute sehr verwandt und dass sie wesentlich nur für den Säugling der Mammalien bestimmt ist, wie sie denn auch zur Ernährung und vollen Entwickelung des Erwachsenen allein nicht ausreichen würde.

Die Milch erscheint als eine emulsionsartige Flüssigkeit, da durch die theilweise Auflösung des Caseïns, ein anderer Theil umhüllt die Fettkügelchen, und des Milchzuckers gleichförmig Fett- oder Butterkügelchen suspendirt sind. Bei dem Buttern werden die Hüllen zerrissen, so dass nun die einzelnen Buttertheilchen zu einer Buttermasse zusammengehen, und sich von der übrigen Flüssigkeit, der Buttermilch, abscheiden. Nach Kehrer und Jahn ist das Caseïn nur im aufgequollenen, daher nicht durch Thonzellen hindurch filtrirbaren Zustande in der Milch. Der Fettinhalt der Milchkügelchen macht diese etwas leichter als die Flüssigkeit, in der sie suspendirt sind, daher sie bei längerem ruhigen Stehen der Milch nach oben gehen, und den sogenannten Rahm, die Sahne, bilden. Schon diese physische Beschaffenheit differirt mehr oder weniger in den verschiedenen Milchen; nicht minder die organoleptische des Geruchs und Geschmacks. So ist die Schafmilch in der Regel von einem angenehmen Geruch und Geschmack, dicklich, setzt viel Rahm ab, giebt eine halbflüssige, leicht ranzig werdende Butter, fettreiche Molken, da die Butter sich nicht so leicht abscheidet; die Ziegenmilch hat einen eigenthümlichen, von flüchtigen fettigen Säuren: Hircin-, Capron-, Caprinsäure herrührenden, Geruch, wie sie denn auch wegen dieser Begleitung nicht einen eigentlichen Wohlgeschmack besitzt. Die Milch der Kuh dagegen hat einen lieblichen Geruch nach Minimis von flüchtiger Buttersäure und einem andern noch unbekannten Butterarom. Hinsichtlich der Wirkung auf die Reactionspapiere wollen d'Arcet und Petit gefunden haben, dass die Kuhmilch bei den im Freien weidenden Kühen, wegen eines geringen Gehalts an kohlensaurem Natron, immer alkalisch reagire, was auch mit Simon's Angabe, dass die alkalische Reaction immer die normale sei, übereinstimmt. Bei fortwährender Stall-Fütterung der Kühe, bemerken die Erstgenannten, nehme die Milch eine saure Reaction an; die alkalische Reaction sagen sie ferner, stehe mit der Güte des Futters und der naturgemässen Lebensweise in directem Verhältniss. Erledigt ist dieser Gegenstand noch nicht. Saxhlet giebt sogar an, dass die Milch zugleich blaues Lacmuspapier roth und geröthetes blau färbe, indem sie zugleich saures und neutrales phosphorsaures Alkali enthalte. W. Heintz und A. Vogel bestätigen das nicht; letzterem kam bei seinen speciellen Prüfungen entweder nur Neutralität oder schwachsaure Reaction vor, welche letztere er aber der absorbirten Kohlensäure zuschreibt. Derselbe ist der Meinung, dass die alkalische Reaction wohl nur durch einen Ammoniakgehalt bewirkt werde. Bei allen Prüfungen, welche ich mit der eben aus den Mammis austretenden warmen Milch an Frauen und an Kühen (im Entbindungshause und in Kuhställen) mit möglichst empfindlichen Prüfungspapieren (Lacmus, Alkanna, Malven, Rosalsäure) angestellt habe, konnte ich immer nur eine schwach alkalische Reaction wahrnehmen, die aber von Ammoniak entschieden nicht rührte. Die Hauptbestandtheile der Milch sind: Caseïn oder das Milch-Albumin, Fett, Milchzucker, Kochsalz, Chlorkalium, Kalk-, Talk- und Eisenphosphat. Dass die quantitativen Verhältnisse dieser Bestandtheile in den verschiedenen Milchen an sich und zu verschiedenen Zeiten mannichfach variiren, dass sie namentlich auch nach den verschiedenen Entwicklungsstadien des Säuglings sich abändern, ist genugsam erwiesen. Man erkennt es an dieser organischen Function mit Bewunderung, wie die Natur für ihre gegenwärtigen und weiteren Zwecke ihr Material einrichtet und beherrscht, und es auch beherrschen kann, da die Schöpfung, zu Gunsten des Lebendigen insbesondere, auf einer weisheitsvollen Harmonia praestabilita materialis beruht. Zu den bemerkten Milch-Bestandtheilen haben Millon und Camaille vor einigen Jahren noch das Lactoproteïn hinzugefügt, doch mag die Angabe wohl noch weiterer Kritik bedürfen; F. Selmi konnte es nicht finden. Das Lactoproteïn ist in Wasser, Aether, Weingeist unauflöslich, ist an sich weiss, wird aber beim Eintrocknen gelblich, durch Erhitzen, Salpetersäure, Essigsäure, Quecksilberchlorid nicht coagulirt, dagegen durch die Auflösung des Quecksilbernitrats oder Sulphats, wird diese nicht überschüssig angewandt, gefällt. Für eine kürzere und längere Zeit nach der Geburt, entschieden, merklich bis zum 4ten, 5ten Tage nach derselben, ist das Caseïn der Milch von Albumin und noch von extractiven Minimal-Bestandtheilen begleitet, von denen man noch wenig Kenntniss besitzt. Es heisst diese den allmäligen Uebergang machende und auf die Reinigung des Intestinaltractus des Kindes mit bedachte Milch Colostrum, dessen, wie es scheint mit Kernen versehene Formelemente, Colostrum-Kügelchen, 5—6 mal grösser sind als die der Milch, welche letztere durchschnittlich 0,0025 Lin. betragen, und am deutlichsten beobachtet werden können, wenn man eine mit Terpentinöl verriebene Milchprobe unter das Mikroskop bringt —. Caseïn und Milchzucker, zumal sie noch nicht im Blute vorkommen, sind jedenfalls die Bestandtheile, welche die Milch vorzugsweise charakterisiren; gleichwohl dürfen Fett und Salze, insbesondere das Phosphat von Kalk, Talk, Eisen nicht fehlen —. Die Milch der Mammalien ist vielfach quantitativ untersucht worden; die alten Bestimmungen haben natürlich ihren Werth verloren —; die Analysen von Dumas, Scherer, Haidlen, Vernois, Becquerel, Filhol, Joly, Hoppe, Tolmatschef lassen auch noch manche physiologische Frage unerledigt, wie es die Natur dieser Sache mit sich bringt —. Das Colostrum enthält, wie bemerkt, neben dem Caseïn auch Eiweissstoff; dass dieser bald ganz verschwindet, bleibt immer noch die gangbare Ansicht; Hoppe u. e. A. weichen von derselben ab. Gestützt auf eigene Versuche werde ich diese Alternative im § 60 weiter verfolgen; hier nur die vorläufige Bemerkung, dass sich essigsaures Caseïn und Albumin gegen Kalk- und Talksalz wesentlich verschieden verhalten.

Tausend Gewichtstheile des Colostrum der Menschenmilch enthalten c. 864,40 Wasser und 135,60 feste Antheile, welche in 52,73 Albumin und Caseïn, 33,47 Butterfett, 44,66 Milchzucker und 4,74 Salzen bestehen. Biddert will das Caseïn in der Frauenmilch wesentlich verschieden von dem der Kuhmilch gefunden haben, insbesondre hinsichtlich der Gerinnbarkeit. Die Mensch-, Esel-, Ziegen-, Schaf- und Kuhmilch zeigt folgende Verhältnisse:

| | Mensch. | Esel. | Ziege. | Schaf. | Kuh. | Schwein nach Cameron. |
|---|---|---|---|---|---|---|
| Wasser | 885,66 | 910,24 | 863,58 | 839,89 | 857,06 | 818,0 |
| Festes | 114,34 | 089,76 | 136,42 | 160,11 | 142,94 | 182,0 |
| Caseïn } | 28,11 | 20,18 | 33,60 | } 53,42 | 48,28 | 53,0 |
| Albumin } | | | 12,99 | | 5,76 | |
| Butter | 35,64 | 12,56 | 43,57 | 58,90 | 43,05 | 60,0 |
| Milch-Zucker | 48,17 | } 57,02 | 40,04 | 40,98 | 40,37 | 60,7 |
| Salze | 2,42 | | 6,22 | 6,81 | 5,48 | 8,3 |

Dass das Fett, ein Glycerid verschiedener nicht flüchtiger und flüchtiger s. g. fettiger Säuren, in der Milch nicht verseift ist, wie das zum Theil im Blut der Fall, dass sich ferner kein Cholesterin in der Milch findet, ist von besonderem physiologischen Interesse. Die 3 pCt. Vol. betragende Luft in der Milch bestehen nach Hoppe in 100 Vol. aus 55,15 Kohlensäure, 40,56 Nitrogen, 4,29 Oxygen. Die Salze der Milch oder ihre Mineralbestandtheile betragen nach Haidlen's bezüglicher Untersuchung der Kuhmilch, auf 10,000 Gewichtstheile berechnet 58,20 und in diesen sind: an phosphorsaurem Kalk 28,6 an phosphorsaurer Talkerde 5,3, an phosphorsaurem Eisenoxyd (und Mangan), 0,7 Chlorkalium 16,3, Chlornatrium 2,9 und Natron 4,2. Pallacci will den Eisen- gegen den Mangan-Gehalt in der Milch verhältnissmässig kleiner als im Blut gefunden haben, und folgert daraus eine gegenseitige Unabhängigkeit dieser Metalle von einander. Dass das Natron in der Milch mit Caseïn so innig vereinigt ist, dass das Schütteln und Erhitzen mit Alkohol es nicht abtrennt, ist auffallend; ich überzeugte mich von der Existenz dieser Vereinigung durch die langsame Einäscherung gleicher Gewichte unversetzter und mit Salzsäure versetzter Milch-Evaporate. Abgesehen von verschiedenen Differenzen der Milchbestandtheile nach verschiedenen Zuständen des säugenden Thiers. hat sich aus mehrfachen Untersuchungen das durchschnittliche Resultat ergeben, dass der Buttergehalt der Abendmilch den der Morgenmilch bedeutend, zuweilen bis zum Doppelten übersteigt, dass ferner bei nur sonst entsprechendem Nahrungsstoffgehalt die Verschiedenheit des Futters, falls dies nur von gesundheitsgemässer Beschaffenheit ist, keinen besonders wesentlichen Unterschied in der Milch herbeiführt, weiter, mit seltenen Ausnahmen, hier die Kalisalze die Natronsalze überwiegen, und dass sich die Mineralbestandtheile der Milch denen der Blutkörperchen viel mehr nähern als denen des Serums oder richtiger des Liquor Sanguinis —. Die Eselsmilch ist, wie die obige Uebersicht zeigt, die mildeste, den Molken am nächsten, gewissermassen zwischen Milch und Molken der Ziegen- und Kuhmilch stehend, so dass sie in der Milch- und Molkencur doppelt geschätzt ist, wenn bei besonderer Schwäche und Reizbarkeit des Magens oder bei Vorurtheil gegen die Molkenbereitung von dem Gebrauch der Milch oder Molkencur für einige Zeit oder auch für immer abgestanden werden muss. Die inniger gemischte aromatische Milch der Alpen-Thiere giebt eine merklich süsse Molke; sie entlhält im Allgemeinen mehr Milchzucker, der jedenfalls ein wesentlicher Bestandtheil für eine heilsame Molkencur ist. Bekanntlich ist die Milch der Kühe der Schweiz so reich an Milchzucker, dass man ihn dort durch Verdunstung und Krystallisation im Grossen darstellt. Wenn es schon aus allgemeinem Grunde wünschenswerth wäre, an Veröffentlichung dieses gar sehr motivirten Desiderats hat es auch nicht gefehlt, dass die Milch, insbesondre die Kuhmilch polizeilich überwacht werde, so gilt dies ganz besonders hinsichtlich der curativen Anwendung der Milch. Schon die Verdünnung mit Wasser, vollends wenn es Kalk- und Talksalze, besonders Gipstheile enthält, kann die Wirkung der Milch alteriren, die Abrahmung nicht minder.

Rissmüller bestätigt Boussingaults Angabe, dass eine geübte mikroskopische Beobachtung leicht und sicher entscheiden könne: normale Milch, unter das Mikroskop gebracht, ist völlig erfüllt von grossen, mittlern und kleinen runden Butterkügelchen; in der mit Wasser verdünnten Milch sind zwar die Butterkügelchen in demselben Grössenverhältnisse, wie in der normalen Milch vorhanden, allein je nach der Menge des zugesetzten Wassers doch mehr oder weniger auseinander gerückt. Enthält die Milch keine grosse, sondern mittlere und kleine Bntterkügelchen, so ist derselben schon ein Theil ihrer Butter durch mehrstündiges Stehen entzogen.

§ 33. Die Molke ist eine ihres Fettes und Käsestoffs und damit auch ihres phosphorsauren Erdsalzes mindestens zum grösseren Theil beraubte und schwach säuerliche Milch von 1,032—35 Eigengewicht (das der Milch = 1,018 — 1,045). Aus diesem Grunde ist sie dem empfindlichen Magen, insbesondere bei Sanguificationsschwäche, im Allgemeinen leichter assimilirbar als die Milch, aus der sie bereitet worden. Durch den Gehalt an Milchzucker und etwas Caseïn schliesst sich die Molke den mildesten Nahrungsmitteln, in allgemeinerem Vergleich den weicheren nahrhaften Gemüsen an: den Schafhirten Slavoniens gewährt die Schafmolke ein tägliches und fast ausschliessliches Nahrungsmittel. Diese Molke ist noch etwas emulsionsartig, ausserdem schwach strohgelb, süsslichen und angenehmen Geschmacks, während die Kuhmolke klar und gelblichgrün, die Ziegenmolke hell und fast farblos erscheint. Nach der Angabe von Chevallier und Henry enthält die Ziegenmolke in 100 Theilen 4,02 Caseïn, 5,28 Milchzucker, 3,23 Butter, 0,58 Salze und 86,80 Wasser. Die Evaporation und Einäscherung von 10000 Molken lässt nach Spirgatis' Angabe auf 10000 Gewth. berechnet, 59,7 Rückstand, welcher besteht aus 27,9 Chlorkalium, 12,8 Chlornatrium, 2,7 Kalk, 1,4 Talk, 9,7 Kali, 8,4 Phosphorsäure, 1,2 Schwefelsäure und geringen Theilen Eisenoxyds. Die Molken- und Milchasche reagirt nicht stark alkalisch, und braust mit Säure nur schwach, da das Alkali grösstentheils der Phosphor- und der Schwefelsäure angehört.

Nach einer Analyse von Valentiner enthalten die Ziegen,- Kuh- und Schafmolken in 100 Gewth. 93,38 — 93,26 — 91,96 Wasser, 1,14 — 1,08 — 2,13 Caseïn und caseïnartiger Substanz, 4,53 — 5,10 — 5,07 Milchzucker, 0,37 — 0,11 —

0,25 an Fett oder Butter, und 0,57 — 0,41 — 0,58 an salzigen und extractiven Bestandtheilen. Die Aschen- oder unverbrennlichen Theile verhalten sich in der Ziegen-, Kuh- und Schafmolke zu einander wie 0,59 : 0,62 : 0,86 pCt.

§ 34. Zur Verwandlung der Milch in Molke dient zunächst als natürlichstes Mittel der Lab d. i. der Saft oder das Secret des vierten oder Lab-Magens des frischgeschlachteten noch säugenden Kalbes (Zickleins, Lämmchens). Bekanntlich haben die höheren Gattungen der Säugethiere einen einfachen, die niedrigeren, die herbivorischen, einen aus Abtheilungen bestehenden complexen Magen. Unter diesen besteht nun der der Wiederkäuer oder Ruminantia aus vier Abtheilungen: Pansen, Netzmagen, Psalter und Labmagen, in welchem letzteren sich eine eigenthümliche Verdauungs- oder Assimilationssubstanz, der Lab, ausscheidet, welche die Eigenschaft hat, bei der Temperatur des thierischen Leibes und dieser nahe liegenden Wärmegraden, die Milch in Käse und Molke zu scheiden, ohne mit jenem oder dieser in eine chemische oder anderweitige materielle Verbindung zu treten, für das physiologische Bedürfniss des Säuglings einen diastatischen Process auszuführen, der zwar theilweise mit den sogenannten chemischen Spaltungen und theilweise mit den durch Mykodermen und Infusorien determinirten Gährungsprocessen verwandt, aber dennoch eine ganz eigenartige Erscheinung ist. Hinsichtlich des verschiedenen Ursprungs der Milch scheint der entsprechende Labmagen: der des Kälbchens für Kuh-, der des Zickleins für Ziegen- und der des Lämmchens für Schafmilchmolken immer der wirksamste und geeignetste zu sein. In einer neuern Schrift ist mir der Ausspruch begegnet, dass der getrocknete Labmagen Milchsäure enthalte, und diese die Scheidung in Käse und Molken hervorbringe, ohne des Pepsins zu erwähnen! Man kann aber sehr wohl den getrockneten Labmagen in einer verdünnten Auflösung von Natronbicarbonat, oder in mit Wasser zusammengerührter Magnesia aufweichen, man kann auch ausserdem die Milch mit so viel Natroncarbonat versetzen, dass sie eine schwache alkal. Reaction gewinnt: gleichwohl findet sehr bald eine Scheidung der Milch in Molken und Käse statt. Der Labsaft kann, nach eigenen Arbeiten mit denselben, auf folgende Weise am reinsten und bequemsten gewonnen werden: Man kehrt die innere Seite des vom Fett möglichst gesäuberten Labmagens nach aussen, spritzt diese mittelst der Spritzflasche mit geruchlosem lauen Regenwasser einige Mal ab, schneidet ihn mit einem scharfen Messer auf einem Brettchen in acht bis zehn Längsstreifen, umwindet mit diesen Streifen leere Bierflaschen, die man an einem luftigen und trocknen, jedoch nicht sonnigen, wenn es angeht, 30—50° temperirten Ort aufstellt, um die Labmagenschnitte rasch und ohne dass sie irgend wie eine Zersetzung erleiden, vollkommen zu trocknen. Von den Flaschen lassen sich dann die sehr dünn, fast durchscheinend gewordenen Schnitte leicht abnehmen. Sind die Wohnungsbeschaffenheiten für ein rasches Trocknen und sauberes Behandeln nicht wohl geeignet, so kann man auch die Labmagenstreifen mit etwas Essig bestreichen und dann auf, in einem Kasten, Topf u. dgl. befindlichen, frischgebrannten Kalk legen, um so mit diesem Kunstmittel die Trocknung zu beschleunigen. Das Gegentheil kann leicht Anfänge von fauliger Zersetzung bewirken, und der Labhaut die Eigenschaft ertheilen, dass sich mit der Molkenbildung eine geringe Buttersäure- und Baldriansäure-Gährung vereinigt, die Molke dann einen unangenehmen Geruch und Geschmack gewinnt. Die getrockneten Labstreifeu zerschneidet man nun zu kleinen Stücken, reibt diese in einem erwärmten Napf oder Mörser mit Fliesspapierschnitzel lose ab, um das Fett vollends zu entfernen, und hebt sie dann in einem verschliessbaren Gefäss, dessen Boden mit guter trockner Buchenasche oder gebranntem Kalk belegt ist, zum Gebrauch auf; so kann man den Lab jahrelang wirksam erhalten. Hat man ihn zu Viertel- oder Halbquentchen-Antheilen abgewogen, so ist das eine Erleichterung für die sofortige vorschriftsmässige Molkenbereitung. Sehr bequem, besonders für eine Privatmolkencur sind die Molkenpastillen; da sie aber nicht selten ohne Lab d. h. nur mit einer chem. Säure bereitet sind, so halte ich folgende eigene Methode zur Bereitung eines Molkenpulvers für zweckmässig und für empfehlenswerth: Man verreibt entweder den sehr fein zerschnittenen getrockneten Labmagen mit Zucker- besser mit Milchzuckerpulver soweit, dass man das Verriebene durch ein Pulversieb schlagen kann, oder man reibt mittelst Milchzuckerpulvers den Labsaft des Labmagens ab, trocknet das feuchte oder nasse Pulver auf einer Schaale bei Digestionstemperatur rasch ein, verreibt es dann, schlägt es durch ein feines Sieb, und bewahrt es in einzelnen kleinen Flaschen als ein jahrelang wirksames Molken-Pulver auf. Den abgeriebenen Labmagen kann man dann noch, wie vorher gesagt, behandeln oder auch in feine Theilchen zerschneiden, zerstossen, mit etwas Milchzucker verreiben, und in Flaschen als ein Molkenpulver zweiter Klasse, aufheben. In der gewöhnlichen Weise der Molkenbereitung nimmt man auf ein Quart oder zwei Pfund oder 256 Quentchen frisch abgerahmter Milch den wässerigen Auszug von einem Quentchen getrockneten Labmagens, welchen Auszug man einfach dadurch erhält, dass man das Labstück mit etwa einer halben Tasse reinen Regen- oder Quellwassers über Nacht maceriren oder weichen lässt, dann durch ein reines Leinen oder ein Haarsieb abseiht; es soll 1 Pfund Milch noch von $^1/_{10}$ Gran (c. 75000 : 1), gerinnen, 1 Quadratzoll Labmagen 70—80 Quart Milch coaguliren. Man erwärmt nun die zu Molken zu verarbeitende Milch gelinde, bis 35° etwa, und giesst den Labauszug, unter Umrühren mit einem reinen porcellanenen oder hölzernen Stab. hinzu: die Milch gerinnt in 15—30 Minuten und früher. Nun lässt man sie eine Zeit lang stehen, giesst dann die Molke vom Käse durch ein reines Leinen ab. Wird die Milch mit der Labflüssigkeit bis 50—60° und höher erhitzt, oder auch noch zuvor mit einem entsprechenden Quantum von, in saure Gährung übergegangener Molke (Molkenessenz, Sur) versetzt, so heisst die Molke eine doppelt geschiedene, da sie dann nur noch einen geringen Antheil Caseïn zurückbehält. Nach den verschiedenen Entkäsungs- und Entfettungsgraden kann die Molke mehreren Indicationen entsprechen; an verschiedenen Orten geht man wohl mit der Entkäsung zu weit, d. h. man nimmt den Molken von der nutritiven Eigenschaft zu viel; es hängt das freilich mit dem Befinden des Patienten, den climatischen Zuständen und dem diätetischen Regime wesentlich zusammen. Mit guten Gründen geschieht es, dass man nicht eine und dieselbe Milch, sondern Morgen- und Abendmilch und Milch von verschiedenen Kühen oder Milch-Thieren für die Molkenbereitung zusammengiesst. An einigen Stellen nimmt man auch wohl ein Gemisch von abgerahmter und unabgerahmter Milch zur Molkenbildung, 1 : 2. Zur Bereitung der Cur-Molken hat man am meisten die Milch der Ziegen vorgezogen, wie es fast ausschliesslich in der Schweiz geschieht; der Canton Appenzell namentlich zählt vier sehr besuchte Molkencuranstalten: Gais, Weissbad, Heiden und Gonten; zu den auf den Alpen der Sentis bereiteten Molken, auch Schotten genannt, dienen weit über

500 Ziegen! Für die Bevorzugung der Ziegenmilch zur Molkenbereitung sprechen theils ihre Mischung, theils und ganz besonders verschiedene günstige Nebenumstände: die reinliche Ziege ist abgesehen von ihrer friedlichen und heiteren Thierseele, beweglich, schnellfüssig und geschickt dazu, sich an den sonnigen und schattigen Gebirgsgehängen ein kräftiges, gesundes, aromatisches Grasfutter zu suchen, und zu gesundem Blut und gesunder Milch zu verarbeiten. In den flachen Gegenden aber hat die Ziegenmilch nicht selten einen, Manchem sehr unangenehmen Nebengeschmack, Gaiseln genannt; doch auch die Alpenmilch kann zuweilen alliös oder lauchartig schmecken und riechen, wenn die Ziegen von dem Allium ursinum fressen. Das Gras an den felsigen Gebirgsgehängen der Schweizer, Tyroler, Bayrischen u. a. Alpen zeigt schon physikalisch und chemisch geprüft, einen merkbaren Unterschied von dem des Flachlandes; jenes ist entschieden reicher an nahrhaften Theilen, dieses enthält mehr Wasser, mehr oxydable Extractivstoffe und Salze. An einigen Orten hat man neben der Ziegen- und Kuhmilch auch Schafmilch zur Bereitung der Molken in Anwendung gebracht, die gleichwohl von schwächlichen reizbaren Magen nicht gleich vertragen werden. Nachdem man schon längere Zeit in Galizien, Mähren, Oberösterreich und im österreich. Schlesien diese Neuerung versucht hat und günstige Erfolge dabei ermittelt, hat auch die Salzbrunner Molkenanstalt mehrere Hunderte galicischer Schafe eingeführt, um für die verschiedenen Molkencur - Bedürfnisse Ziegen-, Schaf- und Kuh-Molken zu liefern. Wenn es eine wesentliche Aufgabe ist, alle diätetischen Cur-Mittel möglichst zugänglich zu machen, so dürfte es auch wünschenswerth sein, dass sich die Regierungen nicht nur der climatischen Curorte, sondern auch der Molkencurorte mehr annehmen. Wenn die Oertlichkeit, die Zahl und Beschaffenheit der Kühe, die Behandlung derselben dazu geeignet sind, und der Arzt es versteht, durch wohlberechnete Verdünnungen, Zusätze von Milchzucker die Kuhmilch wie die Kuhmolke zur möglichsten Heilsamkeit zu erheben, so mag wohl die Kuhmilch allen in Betracht kommenden Umständen in Summa am besten entsprechen. Selbstverständlich ist es, dass die Milch kranker, selbst nur schlecht verdauender und ärmlich ernährter Thiere kein Molkenmaterial sein kann: Die Milch kann vielleicht noch alle Bestandtheile und anscheinend im normalen quantitativen Verhältniss haben, aber

die Mischung ist dann nicht innig genug oder der Fehler steckt in den noch wenig bekannten flüchtigen Theilen. Merkwürdig und räthselhaft ist es. dass Schreck, Leidenschaft, gewisse Krankheiten die Milch binnen kurzer Zeit schädlich, ja giftig machen können! Nach Herberger ist die Milch zur Zeit der Klauenseuche ärmer an Caseïn und Milchzucker, die Milchkügelchen sind etwas confluent, Geschmack und Geruch der Milch etwas putrid: auch soll sie Minima von kohlensaurem Ammoniak enthalten. Es muss doch wohl, wenigstens im Allgemeinen, als ein diätetischer Widerspruch erscheinen, dass man die Molken, hin und wieder, wenn auch nicht an Molkencurorten, statt mit Lab, mit einem Zusatz von Säuren, mit Weinsteinsäure, Citronensaft, Weinstein bereitet, wenn auch die älteren Aerzte Molken mit Sauerhonig, Essig oder Wein darstellten, dass man ferner Tamarinden-, Senf- und andere mit medicamentösen oder adiätetischen Substanzen versetzte Molken bereitet, auch wohl ein Gemisch von Milchzucker, Kochsalz, Salpeter, Weinstein, selbst Mineralsäuren und Alaun zur Bereitung von (künstlicher) Molke empfiehlt, da wo es an Kuhmilch fehlt. Es liegt auf der Hand, dass ein solches Getränk mit der Natur und Heilkraft der Molke wenig gemein hat, und unter den After-Reflexionen eines unwissenschaftlichen d. h. hier: nicht physiologisch gebildeten Arztes mehr Menschen krank als gesund machen kann. Eher zulässig ist eine künstliche Molke aus 30 Loth Milch, dem Weissen von einem Ei, einem Loth Essig, welches Gemisch man unter Umrühren schnell zum Kochen bringt, dann mit etwas kaltem Wasser versetzt und filtrirt. Wenn man keine Labflüssigkeit oder kein Labpulver zur Verwendung hat, würde doch die Bereitung der Molke mit Weinstein oder mit Citronensaft, Johannisbeeren vorzuziehen sein; der mit Citronensaft bebereiteten Molke könnte man dann noch etwas Natronbicarbonat hinzusetzen.

§ 35. Der Gebrauch der Milch, mit Wasser gemischt, wurde schon von Hippocrates und seinen Schülern empfohlen; Bäder aus Milch waren Heil- und Schönheitsmittel bei den alten Aegyptern; Galen und Avicenna liessen Hektische in Milch baden: später ging man auch zum Gebrauch der damals mit Oxymel, Essig oder Wein bereiteten Molke (Lab kannten die Alten nicht über, wie man dafür Beweise bei Galen findet, und zu verschiedenen Zeiten hat man diese als eines der grössten Heilmittel gepriesen, wie namentlich Tissot es gethan. Der mit Mineralwässern versetzten Milch und Molken haben manche Aerzte sehr das Wort geredet: ich will hier nur der Worte Fr. Hoffmanns gedenken: in seiner dissertatio de connubio aquarum mineralium cum lacte longe saluberrima sagt er: inter remediorum omnia genera, quae insigni efficacia et virium excellentia, cum ad avertendas gravissimas aegritudines praestant et ob id maximopere iis qui dextre medicinam facere volunt, commendari merentur, duo maxime eminent, eaque simplicia atque domestica: lac scilicet et fontes aquarum salubrium. Man hat auch den Gebrauch der abgerahmten Milch gegen Fettleibigkeit gepriesen; man würde sie, unter der Bedingung einer methodischen, eine hinreichende Zeit dauernden Anwendung, in curclimatischen Gegenden insbesondere noch gegen manche chronische Krankheit preisen können, da es für deren Heilung in gar vielen Fällen wesentlich darauf ankommt, auch in Speise und Trank zu den natürlichen Verhältnissen zurückzukehren, und das Verständniss dafür allgemeiner zu machen: die Milch und das Verhältniss ihrer Bestandtheile sind für diese Indication ein normirendes Ideal. In dieser speciellen curativen Bestimmung, vollends, wenn bezügliche Cur-Reisen damit verbunden sind, dürfte auch die Darstellung von »condensirter Milch« von »Milchextract«, wofür bereits Anstalten zu Cham, Sassin, Vivis in der Schweiz, zu Kempten in Baiern, Hildburghausen in Sachsen-Meiningen, und in England bestehen, ein nützliches Unternehmen heissen können. Lange schon vor dem curativen Gebrauch der Molken (die erste Molkenanstalt etablirte sich zu Gais 1749) war die ihnen am nächsten stehende Buttermilch ein Volksmittel gegen catarrhalische Reizzustände in den Galle- und Harn aussondernden Organen, ferner als Mittel gegen hartnäckiges Erbrechen, gegen habituelle Obstructionen; und in der That verdient dieses Mittel wohl noch mehr Beachtung in der curativen Diätetik. Es ist nicht zu leugnen, wie bereits oben bemerkt, dass die Wirksamkeit der Molke oft viel zu hoch angeschlagen worden ist, namentlich gegen Cur-Reisen, milde Wassercuren, Aufenthalt in climatischen Curorten u. a., und dass von nicht sattsam erfahrenen Aerzten manche Missgriffe in der hartnäckigen Verordnung von Molken begangen worden sind. Insbesondere wird die Verdauung nicht selten durch wochenlanges Molkentrinken bei denen zerrüttet, welche sie als gelinde abführende

Schweiss und Harn befördernde Mittel trinken, ohne dabei an magenstärkende Mittel und andere Corrigentia, insbesondere an ihre Verarbeitung in täglichen genügenden Muskelanstrengungen in schöner Luft zu denken. Unter den besonderen Schriften für Molkencur will ich hier nur hervorheben: 1) Dähne, die Milch- und Molkencuren, Leipzig, 1817; 2) Heim, über den Gebrauch der Molken, St. Gallen 1824; 3) Kronfeld, Gais, Weissbad und die Molkencuren, Constanz, 1826; 4) Zeller, die Molkencur in Verbindung mit den Mineralbrunnen, Würzburg, 1826; 5) Krämer, die Molken- und Bade-Anstalt zu Kreuth, München 1829; 6) Zemplin, die Brunnen- und Molkencuranstalt zu Salzbrunn, 1837; 7) Ed. Perle, die Molken und ihre Heilkraft, Berlin 1858; 8) C J. Falk, Molkencuren, Salzbrunn, 1859; 9) Benecke, Rationalität der Molkencur, 1853; 10) Drescher, der Curort Reinerz u. s. w. 1871. Die alte Schrift von F. Hoffmann, Diss. de sulubr. lactis virtute und D. de connubio aquar. min. cum lacte longe saluberrimo muss man nicht ungelesen lassen.

Verschiedene ältere und neuere lesenswerthe therapeutische und physical. chem. Aufsätze über Milch und Molken hier anzuführen, liegt ausser dem Zweck dieser Schrift.

§ 36. Der curativ diätetische Werth der Molken liegt am wesentlichsten in der Eigenschaft, dass sie, im Allgemeinen leicht assimilirbar, das Blut verdünnend und nur schwach ernährend mit den Erfolgen einer milden Entziehungscur die Vortheile eines climatischen Curorts vereinigen, dass unter diesen Umständen der Mensch auf einige Zeit von den das seelische und somatische Gleichgewicht störenden Fesseln des conventionellen und Geschwind-Lebens befreit wird, dass sie ferner durch einen milden Antrieb der Reinigungs-Organe, insbesondere im Intestinaltractus, hier einen wohlthuenden stärkeren Stoffumsatz und entsprechende Ausführung der stickstoffreichen Mauserproducte bewirken. Es ist das eben ein Vortheil bei dem Molkengebrauch, dass sie die uropoet. Organe nur mild berühren, falls diesen nicht ein congestiv erethischer Zustand beiwohnt, in welchem Falle sie in der Regel nicht wohlthuen. Dadurch dass dieses milde Mittel eine gelinde auflösende, reinigende, ausgleichende, alle Se- und Excretionsorgane mild antreibende Wirkung mit einer mild nutritiven verbindet, ist es in sehr vielen Krankheitszuständen der congestiven chronisch-entzündlichen Stockungen oder Stasen der Schleimhäute und Drüsen anwendbar, und bei dem Gebrauch in einem climatischen Curort, bei sonst gutem Regime, oft von ausgezeichnetem Erfolg: zur präservativen und prophylaktischen Behandlung der hereditären Lungentuberkeln, zur Heilung chronisch entzündlicher Zustände (directer und indirecter) in den Athmungsorganen, bei Kindern und Erwachsenen, ähnlicher Abweichungen im Verdauungscanal, in der Leber, Milz, zur Beseitigung ferner von chron. catarrhähnl. Zuständen im Magen und Darmcanal, ohne und mit Hartleibigkeit, Drüsenverhärtungen, Stockung und Anschoppung in der Leber, Vena porta, Milz (z. B. nach Intermittens und Typhus), Haemorrhoiden kräftiger Menschen, Disposition zu Gicht und Hautausschlägen. Da chlorotische Zustände zur Hauptsache auf Circulationsstockungen, allgemeiner und uterinaler, beruhen, zur Nebensache auf Eisenmangel im Blut!, so kann ein climatisch begünstigter Molkengebrauch auch gegen Leukämie u. dgl. ein vortreffliches Mittel sein. Dem äusseren Gebrauch der Molken als Molkenbäder: gegen scrophul. und gichtische Hautleiden, gegen Uterinalanschwellungen, Schwächlichkeit der Kinder und Frauen u. dgl. kann ich nicht das Wort reden. Für contraindicirt hält man die Molken bei entschiedener Hysterie, Hypochondrie, bei Congestionen zur Brust, bei Bluthusten, Darmgeschwüren, Trunksuchtsfolgen.

§ 37. Die Molke fordert zu ihrer heilsamen Wirkung constant milde Luft, wie sie in der gemässigten Zone den Monaten von Mai bis Ende August und September angehört; in der Schweiz sind die besten Monate Juli und August, weil dann das Vieh auf den Höhen ist. Alle climatische und ganz besonders alle Molken-Curorte, da die Wirkung der Molke eine gute Thätigkeit der Haut und der Athmungsorgane bedingt, dürfen an keinen raschen Temperatur-Sprüngen für jene Monate, an Nebeln, zu trockner oder zu feuchter Luft leiden, die Morgenstunden insbesondere dürfen nicht kalt, nebelig, windig sein. Die Cur bei constantem schönen Wetter, in milder Weise, zu beginnen, ist natürlich nur erspriesslich. Gewöhnlich trinkt man die, etwas erwärmten, Molken nüchtern zu einem Glase, c. 6 bis 8 Loth, in kleinen Portionen und in Pausen, weiterhin steigt man allmälig zu grösseren Mengen, wohl 24 Loth, hinauf, wie man gegen Ende der Cur in ähnlicher Weise wieder herabgeht. In Appenzell trinkt man nur früh Morgens, an andern Orten wohl mehrmals täglich und befördert Annahme und Assimilation der Molken durch eine mässige, den Kräften adaequate Bewegung im Freien. Nicht wenige schwächliche nervöse Molkencurgäste, die ihrer Widerstandskraft nicht viel zutrauen dürfen, beginnen den Früh-Molkengenuss im Bett. Selbstverständlich muss man auf gute reinliche, trockene Zimmer, die in bequemer Weise den Vortheil der Durchlüftung und Durchleuchtung geniessen, auf gute reinliche Schlafstätten und Lager sehen, welche durchaus frei von Stock-Luft sind. In der Regel fordert die volle Wirkung der Molken wenn sie sonst angenommen und vertragen werden, zwei bis drei Monate. Eine strenge Aufmerksamkeit erheischt die Molkencur auf die täglichen materiellen Genüsse, auf die Speisen insbesondere, dass das, was an Brot, Fleisch, Gemüse und Getränk genommen wird, die milde, leicht verdauliche, nicht blähende, Beschaffenheit der guten Reconvalescenten-Speise habe. Die meisten Menschen werden sich leicht an den Molkengenuss, mindestens in climatischen Curorten, gewöhnen. Wird sie bald zu reichlich oder unter curwidrigem Regime getrunken, so verursacht sie allerdings leicht Verdauungsstörungen: Mangel an Appetit, belegte Zunge, Druck vor dem Magen, saures Aufstossen, Uebelkeit, Blähungen, Kneipen, Magenkrampf, Verschleimung, Verstopfung oder das Gegentheil; es zieht bei fehlerhaftem Regime die Herbstzeit leicht einen Dünndarm-Catarrh herbei. Es ist das wie mit dem Gebrauch von manchen andern ungewohnten Dingen: Mineralwasser, selbst Quellwasser, Milch u. dgl.; muss doch auch die wohlthuende Wirkung einer Arznei durch eine mehr oder weniger merkliche Arzneikrankheit hindurch! Ist man genöthigt, den unbequemen Anfangs- und Nebenwirkungen der Molke zu begegnen, so hat man in der Gabe von kleineren Portionen derselben und in längeren Pausen, dann auch in Zusätzen von Milch, von Milchzucker und anderem Zucker, am besten Traubenzucker, sowie in der Abwechselung oder Austauschung mit anderen Molken von Schaf-, Kuh-, Ziegen-, Eselinnenmilch, in Zusätzen von Haferseim, Hammelfleischbrühe u. dgl. die zunächst geeigneten Corrigentia. So wird namentlich die Schafmolke oft von denen besser vertragen, welchen die Ziegen- und Kuhmolke Uebelkeit und Diarrhoe verursacht, und mageren reizbaren Chlorotischen ist nicht selten nur die Schafmolke gedeihlich. Im Allgemeinen ist die Versetzung der Molken mit bittern Pflanzensäften, mit gewissen leichten Weinen, mit Malzextract und bitteren Bieren ein diätetischer Widerspruch; selbst dem gesunden Magen ist doch ein täglicher

Genuss von warmer Biermilch, (die bei vielen Schweden den Abendthee vertritt, und allerdings auch in kühlen Jahreszeiten dem Reisigen dort sehr willkommen sein kann) nicht recht zuträglich. Anders ist es mit dem Zusatz von Mineralwässern, insbesondere den Natron-Säuerlingen zur Milch und zu Molken; sie können sich einander wesentlich unterstützen in der guten Wirkung gegen jene Krankheitszustände. Zemplin sagt von diesen Compositionen: da die Molken den alterirenden Mineralquellen ähnlich wirken, so unterstützen sie nicht nur die Wirkung derselben, sondern beide sind auch gegenseitige Corrigentia. Wenn Molken, besonders aber Milch allein genossen, nicht selten die Verdauung beschweren, so wird diese nicht immer abzuweisende ungünstige Nebenwirkung durch den Zusatz des Natronsäuerlings gemildert, und in der Regel sogar aufgehoben; und wenn dagegen in manchen Fällen der Brunnen durch seinen grösseren Kohlensäure-Gehalt, namentlich reizbaren Lungen, nachtheilig werden könnte, so wird solches wiederum durch die Beimischung der warmen Molken verhindert. In gleicher Weise kann in der Brunnencur der Zusatz von warmer Milch oder Molke den Mineralwässern, indem es den Reiz des Gases und der Salze einhüllt, hierdurch den Erethismus der Schleimhäute verhütet, zu einer langsameren milderen aber um so tieferen Aufnahme verhelfen, vergleichbar den wohlthuenden, lange nicht genug geschätzten Fieber-Getränken aus warmem dünnen Haferschleim und Kalibitartrat, was in jungen Jahren, insbesondere beim weiblichen Geschlecht, eine so vielfältig indicirte zuverlässige Arznei ist, wenn es sich um Beförderung der ihm eigenthümlichen catamenialen Krisen handelt. — Schliesslich muss gleichwohl noch bemerkt werden, dass es Individuen giebt, welche Molkencuren durchaus nicht vertragen; diese müssen sie dann natürlich aufgeben, und sich den herrlichen Heilkräften der climatischen Curorte und der natürlichen Mittel um so eifriger hingeben, was selbstverständlich wesentlich des ärztlichen Rathes bedarf.

§ 38. Unter den Molkencurorten sind die der Schweiz, die Tyrols und Baierns mit Recht die gepriesensten und besuchtesten. Durchschnittlich sind es meist schwächliche Frauen und Männer, welche die Molkencur gebrauchen, so dass hier wesentlich ein mildes gleichförmiges Clima, ohne entschiedene Temperaturspünge, ferner Schutz gegen rauhe Winde gefordert werden. Abgesehen von der saubern, gefälligen, bequemlichen Beschaffenheit der Wohnung, des Curhauses, von der entsprechenden Gelegenheit zu einem Geist und Gemüth befriedigenden, nicht minder zu einem behaglichen Stillleben, von der erquickenden Natur — einer üppigen Vegetation, schattiger duftiger Waldungen u. dgl. sind doch die leichtere,reine, belebende Luft des Hochlandes, insbesondere die Gebirgs- und mittlere Alpenluft, die geistige Erhebung, welche eine schöne Alpennatur mit ihren Fernsichten darbietet, eine ungemein günstige Steigerung der Heilsamkeit einer Molkencur.

Bei der folgenden Anführung der Molkencurorte mögen K., Z., E., S. Kuh-, Ziegen-, Esel- und Schaf-Molke, Mo. Molke im Allgemeinen, Mi. Milch, L. Luftcur, M. Mineralquelle und Soole, Ka. Kaltwassercur, Tr. Traubencur, Kr. Kräutercur, Fi. Fichtennadelbad, Mb. Molkenbad bedeuten.

Die Schweizerischen unmittelbaren und gelegentlichen Molkencurorte sind alphabetisch verzeichnet, unter Hinzufügung der Cantone und der Höhen über dem Meere, folgende: Aarmühle, in der Nähe von Interlaken; Albisbrunn, 1816′, Zürich; Appenzell, 2404′ Cant. gl. N., K. Z., Bacheln oder Allerheiligenbad, Solothurn; Bex, Waadt, 1293′, K., Z. und M.; Dottenwyl, St. Gallen, 3000′; Engelberg, Unterwalden, 3210′, K., Z. u. Mb.; Felsenegg, Zug, etwas über 3000′, K. Z.; Gais, Appenzell, 2806′, Z.; Giessbach am Brienzer-See, 2710′, L., Mi., Mo.; Gonten, Appenzell, 2713′, Z., M.; Gyrenbad, Zürich, 2278′, Mo., M.; Heiden, Appenzell, 2414′, K., Z., Kr.; Heinrichsbad, Appenzell, 2410′, Mo., M.; Interlaken Bern, 1736′, K., Z., L.; Leissingen, Bern, am Thuner See, 1760′, Mo., M.; Lalliaz, Waadt, in der Nähe des Genfer See's, 3215′, Z., M.; Nydelbad am Züricher See, 1680′, Z., M.; Rigi Klösterli, Bern, 4002′, K., Z., ohne Fernsicht, Rigi Kaltbad, 4436′, K., Z., Mb, Ka.; Rigi Staffel, 4488′, K., Z.; Rigi Scheideck, 5073′, K., Z., Mb.; Rosenlaui, Bern, 4125′, Mo., M.; Seelisberg, Uri, 2587′, K., Z.; Stachelberg, Glarus, an der Linth, 2140′, Mo., M., Ka.; Weggis, Bern, am Luzerner See, 1350′ K., Z., L., Weissbad, Appenzell, 2440′ K., Z.; Weissenberg, Bern, 2759′, M., Mo.; Weissenstein, Solothurn, 3950′ K., Z., Mb., L.; Tyrol bietet die Molkencurorte: Botzen, Etschthal, 1060′, Mo., Tr.; Egerbad bei Ambras unweit Inspruck, c. 1620′, Gries unweit Botzen, 1074′, K., Z., E., Tr.; Meran, im Etsch- und Passeyerthal, 896′, K., Z., L. Ka.; Mitterbad, in der Nähe von Botzen, Z., M. Besonders ausgezeichnet von diesen Tyroler Orten sind bekanntlich Gries und Meran; ihr Clima schliesst sich schon dem italienischen an durch ihre geographische Lage und ihren günstigen Gebirgsschutz. Es gestatten denn auch diese Orte schon im Mai den Beginn der Molkencur, während für die meisten Schweizer Orte diese Zeit noch zu kühl ist; früher, im April, ist mindestens Meran noch nicht ganz sicher, da dann nicht gar selten heftige Winde aus dem Passeyrthale oder dem Vintschgau den Luftgenuss erschweren oder verhindern. Baden hat ohnweit Badenweiler, auf dem Bürgeln-Schloss, einer ehemaligen Probstei, am Fusse des Blauen, in herrlicher Fernsicht-Lage, 2250', einen schönen Molkencurort; ausserdem bieten die Heilquellen, Baden-Baden 600', Badenweiler 1450', Langenbrücken 440', Lüttenweiler, im Käppeler Thal, unweit Freiburg, 1950', Gelegenheit zum Gebrauch von Molken, Ziegen- und Eselsmolken, dar. Baierns directe und gelegentliche Molkencurorte sind: Aderholzen, 2 Stunden von Traunstein, 1882', K., Z., M., Kr.; Achselmannstein oder Reichenhall, im Salachthal, 1407' Z., M., Kr.; Alexandersbad bei Wunsiedel, 1754' Mo., M., Ka. u. F.; Berneck, Oberfranken am weissen Main, in einem Thal am Anfang des Fichtelgebirges, Mo.; Brückenau, 3 Meilen von Kissingen 915', Mo., M.; Gleisweiler, Pfalz, c. 1000' K., Z., Ka., Tr.; Kainzenbad bei Partenkirchen, 2306', (nach Andern mehr) Mo., M., Kr., F., Kissingen, 620' Mo., M.; Kochel, am Fusse der Alp, 1877', K., Z., M., Kr., F.; Kreuth, auf einem Bergplateau der norisch. Alpen, 2911', Mo., M. Kr. (berühmter Molkencurort); Krummbad, im Kreise Schwaben, 1300', Mo., M., Kr., F.; Lindau am und im Bodensee, 1208', K., Z. von der Allgäuer Alp, das deutsche Venedig; Rosenheim, am linken Innufer, 1356', Mo., M., Ka.; Seon, Oberbaiern, 1865', Z., M.; Streitberg, bei Bamberg, 918', Z., L.; Wipfeld, im Mainthal, 540', Mo., M. Ausser in Tyrol hat Oesterreich in folgenden Orten Gelegenheit zu Molkencuren: Aussee, in Steiermark, 2074', K., S.; Baden bei Wien, 672', Mo., M.; Füred, am Plattensee in Ungarn, S., M. (Seebäder); Giesshübel in Böhmen, 1½ Stunden von Carlsbad, Mo., M.; Gleichenberg, in Steiermark, 663', Mo., M.; Ischl, 1442', K., Z., S., M., Kr.; Kierbingthal, Kloster Neuburg, Liebwerda in Böhmen, 1207', Mo., M.; Lilienfeld, Landger. Pölten; Luhatschowitz in Mähren, 1600' S., M.; Neuhaus, Steiermark, Mo., M.; Rohitsch, Steiermark, Mo., M., Roznau, Mähren, 1225', S.; Sternberg, Böhmen, K., M.; Teplitz, 648', Mo., M.; Zaison, Siebenbürgen. 2 Stunden von Kronstadt, 1700', Mo.,

M. Preussen gewährt Gelegenheit zu Molkencuren in folgenden Orten: Beuron, Hohenzollern, 1850′, an der Donau, Z.; Bertrich, Rheinland, 500′, Mo., M.; Charlottenbrunn, Schlesien, 1400′, Z., E., M.: Cudova, Schlesien, 1235′, Z., M.; Driburg, Westphalen, 633′, Mo., M.; Ems, Nassau, 291′, Z., M.; Flinsberg, Schlesien, 1550′, Mo., M.; Grund, am westl. Abhang des Harzes, 984′, Mo. Kr., F.; Imnau, Hohenzollern, 1241′, Mo., M., F.; Kösen, Sachsen, 356′, Saalthal, Mo., M.; Landeck, Schlesien, 1398′, Mo., M.; Nauheim, Hessen, 430′, Mo., M.; Nenndorf, Hessen, Mo., M.; Obersalzbrunn, Schlesien, 1220′ K., Z., S., M., berühmter Heilquellen- und Molkencurort; Oeinhausen, Westphalen, 160′, Mo., M.; Rehburg, Hannover, 320′, Mo., M., F., Kr. (namhafter gelegentl. Molkencurort!) Reinerz, Schlesien, 1688′, Z., E., M.; Schlangenbad, Nassau, 900′, Z., M.; Sinzig, Rhein, 200′, Mo., M., Tr., F.; Soden, Nassau, Mo., M., berühmter Heilquellen- und Molkencurort; Wiesbaden, Nassau, 323′, Mo., M. Im Königreich Sachsen ist vorzüglich Hohenstein hervorzuheben als Curort für den Gebrauch von Kuh- und Ziegenmolken, als Kaltwasser- und Fichtennadelbad. — Liebenstein in Sachsen-Meiningen, 1000′, ist ein sehr günstig situirter beliebter climatischer, Kaltwasser-, Heilquellen- und Molkencurort. In Sachsen-Altenburg bieten Ronneburg, in Sachsen-Weimar Berka, 872′, in Schwarzburg Sondershausen, 897′, neben Heilquellen Curorte für den Gebrauch von Molken, auch von Fichtennadelbädern, z. Th. auch für Kräutersäfte dar. Die Würtembergischen Quellen: Boll, 1288′; Cannstadt und Berg, 680′; Jungbrunn, 2098′; Niedernau, 1111′; Reutlingen, 1170′; Teinach, 1223′; Wildbad, 1333′; gewähren auch eine sehr günstige Gelegenheit zum Gebrauch von Ziegenmolken. — Nicht minder schwierig als die Wahl einer Heilquelle ist die des Molkencurorts; unter manchen Umständen kann der gelegentliche geeigneter sein als der directe d. h. ein vorzugsweise für den Molkengebrauch bestimmter. Die richtige Wahl kann nur aus einem Complex von praktischen Reflexionen eines ebenso diätetisch sachverständigen, wie in der bezüglichen Praxis geübten und durch Reisen gewandten Arztes, der aber auch dem gebildeten und diätetisch verständigen Laien ein freies Wort gönnt, hervorgehen. Unter den Büchern über Heilquellen, welche auch die Molkencuren näher beachtet haben, möchte ich L. Ditterichs klinischer Balneologie, Bd. I. einen besonderen Werth beilegen.

Bekanntlich ist auch der Milchzucker und durch ihn die Milch, insbesondere die Stutenmilch, insofern verdünnte Säuren und zunächst ein eigenthümliches Gährungspilzchen ihn in gährungsfähigen Zucker und dann in Weingeist transmutiren, der geistigen Gährung fähig. So ist namentlich der Kumyss oder der Milchwein eine zu einer solchen gekommene Milch der Stuten, dem man in der neueren Zeit eine besondere Heilkraft vindicirt, man könnte sicher sagen, angezwungen hat. Wegen der Schwierigkeit seines Gebrauchs in den sibirischen Steppen und des kostspieligen Bezuges daher hat man sich nicht mit der Kumyssanstalt in Kiew, welche die Stutenmilch des Landes verarbeitet, begnügt, sondern den Kumyss auch künstlich darzustellen gesucht.

### b) Traubencur.

§ 39. Den Molken theilweise ähnlich ist der Saft der Trauben, insofern sein Zucker (und Gummi) dem Milchzucker, seine proteïnöse Substanz (Eiweissstoff- und Klebergehalt) dem Caseïn analog sind, wie er denn auch im Gehalt an Salzen jenen verwandt ist. Die wesentlichste Verschiedenheit des Traubensaftes liegt in dem Gehalt an Kalisalz mit Wein-, Citronen- und Aepfelsäure und freier Säure; durch diese Abweichung ist er denn auch in diätetischer Beziehung vorzugsweise ein die Mauserung beförderndes, am wenigsten ein blut- oder fleischbildendes Mittel; gleichwohl sollen die Pächter der Weinberge auf den azorischen Inseln Monate lang, nur von Weintrauben und Feigen leben. Der physiologische Charakter der Milch, s § 32, hört in den Molken noch nicht auf; beiden ist eine gewisse Constanz, die einer mikrokosmischen Nahrung, beibehalten, während der Traubensaft, ausgeprest Most genannt, als makrokosmisches Product, nach verschiedenen Umständen, besonders nach verschiedenen climatischen Verhältnissen variirt. Eine einleitende Notiz, die Natur des Weinstocks betreffend, wird füglich besser einem späteren Paragraphen verbleiben. Was so einfach und natürlich, so mild und lieblich den stoffprüfenden Sinnen des Menschen und seinem instinctiven Naturverständniss, zu welchem in ihm der thierische Instinct heranwächst, entgegentritt, bedurfte einer besonderen Darlegung und Lehre nicht; das Blatt der Erkenntniss lag immer offen dar. So ist denn auch die alte Litteratur über die curativ diätetische Anwendung der Trauben selbstverständlich sehr geringfügig; nur gelegentlich sprechen Dioscorides, Plinius und Galen über die heilsame Wirkung der Trauben. und erst seit den lesenswerthen Bemerkungen über die Wirkung des Saftes der Trauben in den Arznei-Schriften von Lonicerus, Dodonaeus, Tabernaemontanus, Tissot, Pet. Frank, Friedr. Hoffmann u. A. sind Traubencur-Anstalten und Traubencur-Bücher aufgekommen. Plinius rühmt im 23. Buche seiner Naturgeschichte den reichlichen Genuss der Trauben gegen verschiedene krankhafte Zustände der Verdauungsorgane, der Leber, des Unterleibs, wie namentlich gegen bittern Geschmack, galligtes Erbrechen, Durchfälle, auch lobt er den Traubensaft gegen Blutspeien. In der Abhandlung: de alimentis hebt Galenus den Traubensaft als ein mild eröffnendes Mittel hervor. Ganz besonders redet Dioscorides mit Einsicht von diesem Gegenstande, in dem 5. Buch seiner Materia medica. Von dem Wichtigeren seiner Beobachtungen und Reflexionen will ich einen Theil hier, den andern in einem späteren Paragraphen anführen. Im ersten und zweiten Capitel spricht Dioscorides von zerquetschten Weinblättern und Ranken der cultivirten und der wilden Rebe (Labrusca) in Umschlägen zur Milderung von Kopfschmerzen, des Brennens und entzündlicher Zustände im Magen, von dem innerlichen Gebrauch des Saftes der Weinblätter gegen Ruhr, Bluthusten, gegen Magenschwäche und Appetitlosigkeit der Graviden, von dem innern und äussern Gebrauch der sogenannten Thränen der Reben gegen Steinbeschwerden und psorische Ausschläge. Nach Langlois's Untersuchung hat diese Aussonderung nur die allgemein vorkommenden Bestandtheile der Säfte der Cellulargebilde; eine specifische Wirksamkeit wohnt weder ihm noch jenen Theilen inne; es sind Substanzen, welche ohne üble Nebenwirkungen die organische Thätigkeit mehr und weniger anregen, und damit auch die natura medicatrix erheben, welche ferner dem Kranken mehr Beachtung, systematische Pflege, Hoffnung auf Besserung und Vermeidung störender Einflüsse herbeiführen; und das kann schon Vieles, ja nicht selten schon Alles zur Genesung thun. Das dritte Capitel handelt zunächst von den frischen Trauben, dass ihr Genuss den Unterleib beunruhige, den Magen aufblähe, dass die Trauben aber, wenn sie abgepflückt, längere Zeit ausgehangen und einen Theil ihrer Flüssigkeit verloren haben, dem Magen nützlich werden, den Appetit erregen, und dem von brennenden Durst heimgesuchten Fiebernden eine heilsame Linderung gewähren. Der Genuss des Fleisches der abgetrockneten weissen Trauben, sagt der Genannte, ist heilsam gegen Husten und andere entzündliche Schleimhautzustände, und unter Umständen auch gegen Ruhr. Abkochungen von Trestern sollen innerlich und äusserlich nützlich sein gegen Diarrhöen und Dysenterien, Umschläge von Trestern mit Salz gegen härtliche Mammen, desgleichen von Weinbeeren mit Bohnenmehl und einigen anderen Zusätzen gegen böse Blattern, Carbunkeln, Gangrän, Umschläge aus dem Brei von Beeren des wilden Weinstocks (Oenanthe genannt) gegen Diarrhoen, Blutungen, blutende Wunden, fressende Geschwüre u. dgl. Unter Omphacium wurde der an der Sonne eingedickte Saft der herben, noch nicht reifen gerbsäurehaltigen Trauben verstanden; mit Honig, ein anderes Mal mit Essig vermischt, sollte er ein wirksames Mittel gegen Geschwulst und Geschwüre im Munde, wulstiges Zahnfleisch, Fisteln u. dgl. sein. In Bezug auf den heutigen heilsamen inhalationsmässigen Gebrauch der Gerbsäure, des s. g. Gummi-Kino's und Ratanhia namentlich, ist diese historische Notiz von Interesse. Ein alter Arzt sagte: der Wein adstringirt, Oel aber lockert die zarteste Faserstructur auf; wenn aber Beides zusammenkommt, so hat es eine heilende Kraft und wird ein Balsamum Samaritanum daraus! in diesen Worten liegt für den, der sie recht versteht und sie wohl gebraucht, eine wahre medicinische Panacee verborgen, die natürlichste und beste Kosmetik!

Schriften über Traubencur haben herausgegeben: 1843, Hirsch über Bingen; 1847, Schultze, und in demselben Jahr Schmidt über denselben Traubenort; 1847, Joachim, die Traubencur in Dürkheim; 1851, Herberger, desgleichen, zunächst über die jod- und bromhaltige Salzquelle daselbst; 1851, B. Klein, über Meran's Traubencur, in Günsberg's Zeitschr. f. Klin. Medicin; 1853, E. Huber, über den Gebrauch der Weintraubencur zu Neustadt an der Haardt; Wolf, über Grüneberg in Schlesien; ferner Schneider, über Wasser-, Molken- und Traubencur zu Gleisweiler, von demselben ein bezügliches neueres Buch, 1857, Bad Gleisweiler, ein Führer und Erinnerungsbuch für Curgäste und Touristen; 1854, Epp, über Dürkheim und Goarshausen; in demselben Jahr, Veit

Kaufmann, die Traubencur in Dürkheim; W. Schirmer in Grüneberg, die Traubencur und ihre Anwendungsweise: 1874, Knauthe, die Weintraube in histor., chemisch., physiol., therapeut. Beziehung, mit Beschreibung sämmtlicher bekannter Traubenorte: 1874, H. Klenke, die Weintraube, als Nähr-, Genuss- und Heilmittel, vgl. Land und Meer f. 1874, No. 48.

§ 40. Die Analysen des Mostes aus früheren Zeiten haben nicht viel zu bedeuten: Weber in Tübingen 1780, führt an: Wasser. ätherisches Oel, Weinsteinsäure, fixes Alkali und Erden; die Analyse zählt Educte und Producte zugleich als Bestandtheile auf; Hermstädt's Untersuchung des Mostes hat jetzt keinen Werth mehr. Nach Proust enthält der Most Trauben- und Schleimzucker, Gummi, eine kleberartige Materie, Weinstein, schwefelsaures Kali, schwefelsauren Kalk, eine reichliche Menge Citronensäure (Braconnot erwies schon: nicht diese, sondern Weinsteinsäure), sehr wenig Aepfelsäure, Extractivstoffe und Wasser. Berard giebt an: Zucker, Gummi, kleberartige Materie, Aepfelsäure, apfelsauren Kalk, Weinstein, sauren weinsteinsauren Kalk und Riechstoff; Thenard führt auf: Wasser, Zucker, einen eigenthümlichen in Wasser leicht auflöslichen Stoff, eine kleine Menge Schleim, Gerbstoff. Weinstein, weinsauren Kalk, Kochsalz, schwefelsaures Kali.

Wir haben aus der neueren Zeit einige quantitative Analysen: von Beltz, Marx, Herberger, Waltz u. einig. A.; ich selbst habe den Most der Grüneberger Trauben und der des Werders bei Potsdam vergleichungsweise quantitativ untersucht. Der Gegenstand bedarf wohl immer noch weiterer experimenteller comparativer Kritik, wenn er vollkommen befriedigen soll. — Nach Herberger's analytischen Angaben vom Oesterreicher und weissem Gutedel sind durchschnittlich die Bestandtheile und ihre Quantitäten in 1000 Theilen folgender Art: 128,18 Zucker, Schwankungen zwischen 122 und 131; 17,51 Eiweissstoff und gelatinartige Materie, Schwankungen zwischen 15½ und 19¾, 7 dextrinartiges Gummi, Schwankungen zwischen 5½ und 9, Spuren von Harz, 0,112 Extractiv- und Farbestoff, Spuren von Gerbstoff, c. 2,21 freie Weinsteinsäure, c. 0,17 Citronensäure, 0,28—0,29 Traubensäure, 0,31 Aepfelsäure, 1,19 saures weinsteinsaures Kali oder Weinstein, 0,55 weinsaurer Kalk mit etwas traubensaurem, 0,87 weinsaurer Talk, 0,10 weinsaure Thonerde. Spuren von weinsaurem Eisen, 0,9 Chlorcalcium (wenn es nicht auch fehlt), 0,92 Kochsalz, c. 1 schwefelsaures Kali, 0,025 phosphorsaure Thonerde, und 844,246 Wasser, Schwankungen von $837\frac{1}{2}$ und $854\frac{1}{3}$. — Nach Waltz's Untersuchungen des Riesslings-Mostes betrug der Zucker 140,729, die Weinsteinsäure 0,078, die Citronensäure eine Spur, die Apfelsäure 2,465, das Gummi und Dextrin 4,963, das Albumin und Kleber 15,3, Gerbstoff- und Farbstoff, Spuren. An mineralischen Salzen obiger Art (nur dass hier noch Kieselsäure aufgeführt ist) getrennt als Basen und Säuren, sind zusammen 7,926 p. M. und 824,151 Wasser. Vom Burgunder-Most ergab Waltz's Untersuchung in 1000 Theilen: 2,640 Weinsteinsäure, 0,012 Traubensäure, Spuren von Citronensäure, 2,975 Aepfelsäure, 4,132 Gummi und Dextrin, 152,176 Zucker, 11,768 Kleber und Albumin, 0,998 Gerbsäure, 0,015 Farbstoff, c. 3 p. M. an Salzen obiger Art und 822,310 Wasser. Von einem Quart Riesslingtrauben-Most von Grumbach, spec. Gw. = 1,08 giebt Beltz an: 1680 Gran Traubenzucker, 7,72 Weinsteinsäure, 50,50 Pflanzenleim, 18,50 Weinstein, 3 Thonerde, 2 Kalk, 2 Talk. — Nach den Untersuchungen von Nessler ist es wahrscheinlich, dass nur in sehr wenigen Fällen die freie Säure in den Trauben lediglich Weinsteinsäure, dass sie vielmehr in den meisten Fällen ein Gemisch von Weinsäure und Aepfelsäure sei, jedoch nicht in einem so constanten Verhältniss, dass, wenn die Menge der Basen, resp. Kali und Kalk ausreichend ist, alle Weinsäure zu binden, die freie Säure nur Aepfelsäure ist.

§ 41. Bis zu einem gewissen Grade musste nach der einen, innern Seite hin, alles geschaffene Lebendige eine gewisse Constanz, bis zu einem andern nach der anderen, äusseren Seite eine gewisse Abhängigkeit von der Aussenwelt haben: In dieser letzteren Beziehung thut sich nun aber dem einsichtsvollen Beschauer eine erstaunenswerthe, aber doch wesentlich geforderte Harmonia praestabilita materialis kund. — Es hängt denn auch aus diesen Gründen, wie es allgemein bekannt ist, die Mischung unsrer Lebens- und diätetischer Mittel, das Ensemble der Bestandtheile insbesondere, von dem Boden, der Luft, dem Wasser, der Jahreszeit, dem Stande der atmosphärischen Verhältnisse u. a. m. mannichfach ab. Allgemein bekannt ist, dass Wein und Obst an sich und in ihren vielen Spielarten Hauptbeweise dafür darbieten, was Clima und Pflege aus einem Gewächs machen können; wir können Plinius Worte: »Talia sunt vina, qualis est terra, in qua crescunt«, auch auf den Traubensaft beziehen. Man hat einigen Grund, von curmässigen Trauben zu sprechen: es kommt für einen möglichst heilsamen und erfreulichen Genuss auch auf die Beeren, auf deren Inhalt, Reife, Schalen oder Hülsen an. Viele haben eine zarte dünne Hülse, die sich unter dem Druck der Zunge von dem Parenchym leicht löst, bei andern hängen Fleisch und Schaalen so stark zusammen, oder diese sind in jenes so verwachsen, dass der Mund über der Anstrengung, die Hülsen zu entfernen, bald ermüdet. Die Traubensorten, von welchen die besten deutschen Weine, namentlich die Rheinweine kommen sind: Gutedel, aus welcher Traube auch die gesunden Markgräfler Weine gewonnen werden, früher Leipziger, früher Sylvaner, Muscateller-Seidentraube, Traminer oder Rothedel eignen sich am besten zur Traubencur; sie reifen früh, sind dünnschalig und saftig, von einem mässigen Zuckergehalt, so dass sie nicht so leicht Verstopfungen und Erhitzungen hervorbringen. Es giebt wohl noch ausser diesen einige empfehlungswerthe Cur - Trauben; bei anderen dagegen bildet das sonst schön schmeckende Parenchym einen der Traubencur nicht günstigen Conflict mit der Dickhäutigkeit, der Spätreife, auch wohl mit uncurmässiger Süssigkeit und Gewürzigkeit. Gleichwohl ist eine erspriessliche und wohl auch wesentliche praktische Rücksicht, dass man über ein Sortiment verschiedener Trauben gebiete, um die Wirkung der Traubencur in der Art zu modificiren, dass solche bald chronische Diarrhoe stillend, bald nur blutverdünnend, bald abführend wirke.

Das sogenannte weisse oder bläulich weisse auch graue Bereiftsein, Angehauchtsein, Bestäubtsein, Bläulich angeflogen, Grau angeflogen, Weiss beduftet, sowie der weisse Ueberzug der Früchte gehört nach Berthenot's Untersuchung nicht einer wachs- oder fett-, sondern einer harzartigen Substanz an, die in Aether und Weingeist löslich ist und sich in Schwefelsäure, mit rother Farbe vertheilt.

Im Allgemeinen entspricht nur der Genuss der Traubenbeeren der Traubencur; doch kann es Umstände geben, welche die Patienten lieber den Most wählen lassen, ganz besonders dann, wenn sie durch das Verschlucken vieler Kerne und den Gerbstoffgehalt derselben belästigt werden. Huber bemerkt hierüber: dass beim Genuss der Trauben durch Aussaugen der Beeren eine ganz andere Wirkung erzielt werden dürfte, als beim Most, weil die genossenen Getränke viel schneller in den Harn übergehen und ausgeschieden zu werden pflegen; somit eine nachtheilige Wirkung auf die Blutmischung, wie bei der Mostcur, nicht so leicht zu besorgen ist; daher man im Allgemeinen gegen die Versendung des Mostes sein müsse.

§ 42. Die Heilsamkeit der Traubencur liegt zunächst und im Allgemeinen wie bei den Molken darin, dass sie eine milde und angenehme Entziehungscur darbietet, insbesondere unter der Mitwirkung günstiger climatischer Verhältnisse. — Sie ist denn auch nur da angezeigt, wo man aus der Entziehung eines concentrirten Nahrungsmaterials eine Rückkehr zu geregelter Reinigung des Organismus erwarten darf, der dann auch die Beseitigung von Stockungen in Nerven, Gefässen, Schleimhäuten und Drüsen, eine bessere Blutbildung und materielle Harmonie folgen können. Wo nichts zu entziehen ist, wo es positiv an Stoff und Kraft fehlt, da ist die Traubencur als solche nicht angebracht. Hierher gehören: alle mit fortschreitender Erschöpfung der Kräfte verbundene chronische, d. h. habituell und materiell gewordene Krankheiten, insbesondere: eitrige scrophulöse Lungengewebs-Destructionen mit zunehmender Abmagerung verbunden und von hektischem Fieber begleitet, ferner scirrhöse und cancröse Entartungen, insbesondere drüsiger Organe, Hypochondrie, Hysterie und Bleichsucht torpider Art. Höchstens könnte ein kleiner Succurs von dem mässigen Genuss schöner süsser Trauben erwartet werden, der die für den plastischen Process wesentliche Alkalescenz nicht weiter in Anspruch nimmt, und sie nicht alterirt. Vorzugsweise angezeigt ist eine (durchgreifende) Traubencur bei: 1) chronisch gewordener, auf gesteigertem Blutbildungsprocess (Sanguification) beruhender Blutüberfüllung und deren pathologischen Excessen in verschiedenen Organen des Gefäss- und Drüsensystems, also bei den Zuständen der Hyperämie und Plethora, so dass sich die Behinderung durch die Fülle auch in dem vollen, langsameren Pulse zeigt. Vielen kräftigeren Menschen ist die Disposition zu dieser zu mächtigen Körperlichkeit angeboren, Vielen wird sie leider unbewusst anerzogen, Viele von jenen gewinnen sie durch ein luxuriöses begehrliches Leben, in täglichem sorgenlosen Genuss von kräftigen Nahrungsmitteln und direct und indirect wirkenden nutritiven Getränken! es gehört hierher eine grosse

Zahl von krankhaften Zuständen: 1) Oberleib- oder Brust-Blutüberfüllung oder Plethora thoracica, mit ihren mannigfachen congestiv-nervösen, theils orgasmischen, theils asthmatischen Bedrängnissen, ferner Unterleibs-Blutüberfüllung oder Plethora abdominalis, insbesondere der Pfortader und Leber, mit ähnlichen Bedrängnissen des Nervus vagus sammt seiner Verzweigung, und der Ganglien, welche Unterleibsüberfüllung bei schwächerer Reaction und in späteren Jahren gar leicht in eine Erschlaffung und Erweiterung der Venen, in einen mehr passiven Zustand übergreift; weiter gehören hierher die pathologischen Zustände der Uterus- oder hysterischen Blutüberfüllung und deren verschiedenartige pathologische Folgen, bald mehr im Nerven- bald mehr im Gefässgebiet; 2) aus ähnlichen Ursachen herstammende mangelhafte Reinigungs- oder Mauserungskraft in den zur Ausführung des Blutunraths bestimmten, nach aussen gewendeten Organen, mit den vielen pathologischen erethisch congestiven Zuständen durch grössere oder geringere Retentionen der faecalen, azotischen (Harnsäure), biliösen und knochenerdsalzigen Mauserstoffe: Infarcten, Harngries, Gicht, Leber- und Milzanschwellungen u. a.; 3) mangelhafte Hautmauser, qualvolles Jucken, sogenannte Schärfen und Süchtigkeit der Haut, flechtenartige Ausschläge u. dgl. erzeugend; 4) Stockungen und fehlerhafte Stoffbildung in den zur Chymus-, Chylus- und Blutbildung bestimmten Drüsengebilden (leider oft von den Erzeugern überkommen), von Hause aus kräftiger, aber verwöhnter und verweichlichter Individuen; ein Theil der Scrophulosis acquisita wird hierher zu rechnen sein; 5) congestiv-erethische Zustände sonst lebenskräftiger Individuen: Dyspepsie, Blutbrechen, Verschleimung im Intestinaltractus, gewisse ruhrartige Diarrhöen, gewisse mehr floride Haemorrhoidalzustände mit Hartleibigkeit, gewisse Blasencatarrhe und Blasenhaemorrhoiden; 6) manche Wechselfieber aus Stockungen in den Ganglien, als Folge fehlerhaften Stoffumsatzes und Mauserung.

Es lassen sich die Indicationen im Allgemeinen auf allgemeine und locale Blutstockungen, allgemeine und locale Congestivzustände, Mauserungsfehler, pseudo-plastische Processe und neurodynamische Verstimmungen bei kräftigeren, mindestens nicht erschöpften Individuen reduciren.

§ 43. Die Zeit der Traubencur fällt bezüglich der Traubenreife in den August und September; die Luft des Octobers, wenigstens der zweiten Hälfte wäre nur für wenige Patienten geeignet. Die Cur-Zeit muss doch 4—6 Wochen betragen. Die gewohnte Gebrauchsweise ist im Allgemeinen so, dass Morgens ein bis zwei Pfund Trauben ohne oder mit etwas Semmel, bei ruhigem Gemüthe, und in kleinen Pausen während des Promenirens genossen werden. Diejenigen, welche sie nüchtern nicht gut vertragen, trinken vorher eine Tasse Kaffee; Thee (mit Milch) ist weniger geeignet. Von 10—11 Uhr, nachdem man etwas Weissbrot, schwach mit Butter bestrichen, zu sich genommen, geniesst man wieder $1\frac{1}{2}$—$2\frac{1}{2}$ Pfund Trauben, und macht sich dann bis zum Mittagsessen, um ein oder zwei Uhr, eine mässige Bewegung. Manchen Patienten bekommt es ganz wohl, zum Dessert noch einige Trauben und späterhin nach einem frugalen Abendbrot wiederum 1—$1\frac{1}{2}$ Pfund Trauben zu geniessen.

Jedenfalls ist es erspriesslich, die Cur langsam angehen zu lassen. Um 3 oder 4 Uhr vor grösseren Ausgängen und weiteren Ausflügen auch noch einige Pfunde Trauben zu essen, ist für die Meisten des Guten zuviel, wenigstens für die, denen auch eine gute Ernährung ein Bedürfniss bleibt. Zu Anfang der Cur entsteht, selbst bei sonst verständiger Diät, eine gewisse Alteration, wenigstens bei reizbaren Naturen, von den gereizten Nerven der Schleimhäute aus: eine Aufregung im Gefässsystem, Herzklopfen, gestörter Schlaf, Aufschrecken u. dgl., bei jüngeren Personen Nasenbluten; die Secretionen werden vermehrt, die Excretionen flüssiger, obschon auch nicht selten Verstopfungen eintreten.

Hinsichtlich der Diät gilt ziemlich dieselbe wie bei der Cur mit Molken, vollends wenn letztere des Caseïns fast ganz beraubt sind; eine wesentliche Abweichung liegt in der nothwendigen Unterlassung des Trinkens von Natronsäuerlingen und anderen Mineralquellen, sowie des Milchgenusses bei der Traubencur. Man vermeidet natürlich fette, mehlige, grobe, blähende, zähe, trockene oder saftlose, schwerverdauliche Fleisch-, Fisch-, Gemüse-Speisen, alle scharfsalzige, scharfsaure, adstringirende, aromatische, gewürzige Zusätze, adstringirende, erhitzende, berauschende, geistige Getränke; man legt eine Diät zum Grunde, wie man sie am besten aus der Pflege der Kinder, Reconvalescenten und Gelehrten kennt. Der englische Diätetiker Wilson, der wohl mit Recht sagt, dass der menschliche Magen als Quelle aller Uebel und Wohlbefinden zu betrachten sei, macht folgende Gruppen vom Fleisch und von Fetten: 1) am leichtesten verdaulich: Hammel-, Tauben-, Hühnerfleisch, — Pflanzenöl, Schildkröten- und Wildpretfett; 2) ziemlich verdaulich: Kalbfleisch, das meiste Wildpret, besonders Hase, Rebhuhn. bestes saftiges Rindfleisch, Hammelfett, meistens auch frische gute Butter und Rindfett; 3) schwer verdaulich: Fleisch und Fett von Schwein, Gans, Ente. Puten, Fasan.

§ 44. Zu einem möglichst heilsamen und erfreulichen Gebrauch der Traubencur fehlt es nicht an geeigneten besonderen Curorten. Sie gehören vorzüglich Deutschland, in Oesterreich Tyrol, einigen Gegenden der Schweiz und Frankreichs an, wie denn auch zu Wein-Curen vorzugsweise nur deutsche Weine empfohlen werden können. Künftig werden sich im südlichen Theil Nordamerikas manche heilsame Cur-Orte im Allgemeinen, und so auch Traubencurorte insbesondere aufthun. — Die italienischen Trauben wie sie zu Mailand, Venedig u. a. O. feilgeboten werden, sind schöne süsse Tafel-Trauben; für eine Trauben-Cur, wenn es hier auch sonst wohl genug geeignete climatische Curorte gäbe, sind die Trauben Italiens insgemein zu süss, so dass sie für die Dauer erhitzen, verschleimen und so der Mauserung wenig Vorschub leisten. Wo Südfrüchte: Apfelsinen, Citronen, Granaten, Feigen, Datteln, Lorbeeren, Pistacien, Zuckerrohr, Mandeln u. s. w. ihre Heimath haben und finden, da ist die Traube für eine Traubencur zu süss und zu aromatisch, wenn auch sonst vortrefflich. Aus diesem Grunde giebt es in Portugal, Spanien, Griechenland auch keine recht heilsame Traubencur-Orte. Hinzu kommt noch, dass die Patienten der Traubencur, wenn sie als Nordländer sie im warmen Süden gebrauchen wollten, sie, mindestens zum Theil, einer Verweichlichung anheim fallen würden. Ein Traubencur-Ort muss selbstverständlich auch ein climatischer Cur-Ort sein, muss also ein mildes Clima, schöne reine Luft, für den Genuss dieser Vorzüge die Mannigfaltigkeit einer schönen Natur, bequeme, billige, lohnende Ausflüge, Waldpartieen von Nadel- und Laubholz (»im Walde vergisst der Mensch am ehesten seine Mühen und Plagen auf Erden«), mässige, bewaldete Höhen, sonnige und schattige Promenaden, Wohnungs-Annehmlichkeit, gute, der Traubencur angemessene, aber doch nahrhafte Beköstigung bieten, für die gemüthliche Erhebung die Lage an einem von reiner Luft umgebenen Fluss oder See, den Eindruck einer schönen Gebirgs- oder Alpengegend, das Bewusstsein der Verbindung mit der Heimath und mit der Welt durch Eisenbahnen und Telegraphen, für die Nahrung des Geistes, unbeschadet einer stillen Zurückgezogenheit, den Genuss geselliger Unterhaltung darbieten. Besonders hervorzuhebende Traubencur-Orte sind in Baden, ausser verschiedenen Stellen am Bodensee: Gengenbach, Heidelberg, Müllheim; in Baiern (Pfalz): Dürkheim, Edenkoben, Gleisweiler (1000'), Neustadt an der Haardt; in Italien: Como-, Garda- und Langensee; in der Schweiz: Aigle, Glion, Montreux am Genfersee, ferner Bex und Lugano; in Oesterreich (Tyrol): Botzen, Gries, Meran, im herrlichen Etschthal; in Preussen: das Rheinland, namentlich Asmannshausen, Bingen, Boppard, Goarshausen, Laubbach, Kreuznach, Rüdersheim u. A., im Allgemeinen die Thäler des Rheins, der Mosel, der Nahe, der Ahr, des Mains, des Neckars; ferner Wiesbaden, Naumburg in der Provinz Sachsen, Grüneberg in Schlesien, Guben in Brandenburg.

### c) Curativ diätetischer Gebrauch der Obst- oder Fruchtsäfte.

§ 45. Insofern Trauben zum Beerenobst gezählt werden, würden auch sie hierher gehören, wenn ihnen nicht auf Grund ihres besonderen Werthes das Culturleben und die ärztliche Macht in einer methodisch behandelten Traubencur eine besondere Bevorzugung verliehen hätten. Man unterscheidet botanischerseits das Obst als 1) Kerngehäuse- oder Kernobst, wie Aepfel, Birnen, Mispel, Quitten, Citronen, Apfelsinen u. a.: 2) Steinobst oder Drupaceen-Obst, wie Pflaumen, Zwetschen, Schlehen, Kirschen, Pfirsichen, Aprikosen; 3) Beerenobst, wo die Saamen im Fleisch zerstreut umherliegen, wie Wein, Erdbeeren, Johannisbeeren, Maulbeeren, Stachelbeeren, Himbeeren und (in praktischer Bezeichnung) Feigen; letztere sind in ihrer Heimath schon ein mehr nahrhaftes Obst, und mancher arme Südeuropäer lebt vorzugsweise von etwas Brot und Feigen: 4) Schaalenobst: Mandeln, Castanien, Wallnüsse, Haselnüsse u. a., welches sich durch den Gehalt an Emulsin, Albumin, Amylon an die Leguminosen- und Cerealienspeise anschliesst. und den Uebergang zu den die Stickstoff-Nahrung beschränkenden, verdünnenden und kühlenden Gemüsen und Früchten macht.

Man unterscheidet Herbst- und Winter-, Garten- und Plantagen-, edles und wildes Obst, und dieses letzteres mag uns daran erinnern, wie erfreulich die Frucht ist, wenn der menschliche Verstand, auf den auch für die Veredlung der Natur gerechnet ist, dieser entgegen kommt: das wilde Obst ist bekanntlich kaum geniessbar, die Kunst hat es durch Pfropfen, Oculiren, Copuliren u. a. künstliche Eingriffe zu herrlichen Genüssen umgeschaffen. Der Traubencur gegenüber, da sie zugleich eine climatische Cur mit sich führt, liegt kein dringender diätetischer Grund zu anderweitigen Fruchtcurorten vor. Von der Erdbeere kann man allenfalls sagen, dass sie besondere Curgäste den Gegenden zuführt, wo sie gut und in Fülle gedeiht; es ist das vorzugsweise der climatische Curort Interlaken. Es wäre wünschenswerth, dass auch andere Gegenden die lohnende Cultur der Erdbeere betrieben; sie hat einen eben so lieblichen erfrischenden, wie zugleich aromatischen Geschmack, wie denn auch ihre Mischung eine besonders innige ist; daher sie eine wohlbekommende Reconvalescentenspeise (für sich und mit Zucker, Wein, Milch) gewährt. Zur Abführung von Nierenund Blasengries ist sie mindestens hülfreich gewesen; von Linné ist es bekannt, dass er sich durch den täglichen reichlichen Genuss von Erdbeeren, die ihm die Königin von Schweden zukommen liess, von gichtischen Beschwerden heilte; gleichwohl dürfte sie dafür nicht allgemein indicirt sein, und dass sie zum Unterschiede von anderem Obst etwas Specifisches hat, zeigt sich darin, dass bekanntlich ein reichlicher Erdbeerengenuss bei gewissen Menschen eine Art Nesselfieber und Gichtrose erzeugt.

Eine specielle Litteratur über Obstcuren, mit Ausnahme bezüglicher chemischer Analysen, fehlt noch: aus der besseren späteren Zeit der Chemie haben wir Analysen von Aepfeln durch Marx, Fresenius und Fr. Schultze, von Himbeeren und Aprikosen durch Bley, von Bananenfrüchten durch Boussingault). Aus seiner Analyse des Apfelsaftes zieht Fresenius folgende interessante Resultate: 1) der Apfelsaft enthält durchschnittlich weniger freie Säure als der Weinmost; nach der Gährung aber verkehrt sich das Verhältniss, dadurch nämlich, dass sich aus letzterem in der Gährung und Nachgährung ein namhafter Theil Weinstein ausscheidet, verliert er viel an Säure, während der Apfelwein sie behält, und in der Gährung ja auch noch Zucker verliert; 2) die Säurenmengen im Apfelmost und im Weinmost verhalten sich zu denen des Zuckers dort im Mittel wie 1 : 17—19, hier im Mittel wie 1 : 20—22. Fresenius bemerkt dabei: dass das Verhalten zwischen freier Säure und Zucker in dem Moste der Aepfel, welchen man gewöhnlich keltert, dem etwa gleichkommt, welchen der Most leichterer Traubensorten in geringeren und mittleren Weingüte-Jahren zeigt, während sich dasselbe im Safte feiner Aepfel bis zu der Höhe hebt, welche die Riesslingstrauben bester Lage in guten Jahren darbieten. — Dass Zucker- und Säure-Gehalt in verschiedenen Climaten, verschiedenen Jahrgängen und verschiedenen Aepfelsorten merklich variirt, ist selbstverständlich; obiges Mittel ist die Durchschnittszahl ziemlich vieler Analysen. — Die chem. Bestimmungen anderer Obstarten sind noch sehr mangelhaft oder fehlen ganz. Im Allgemeinen sind die Fruchtbestandtheile: Wasser, Zucker, Gummi, Pektin, Citronensäure und Aepfelsäure, etwas Gerbsäure und organischsaure Salze von Kali (wenig Natron) und Kalk; es fehlt aber in keiner Frucht ein Minimalgehalt von albuminösem Stoff und Erdphosphat. Im Allgemeinen beträgt das Evaporat oder der feste Antheil 9 bis 19 pCt., das Wasser 90—80 pCt. 1000 Fruchtsaft geben c. 1 bis 1,12 Asche.

§ 46. Hinsichtlich der physiologischen oder curativ diätetischen Wirkung ist das Obst ein wesentliches Complement einer heissen oder sarkogenen Nahrung, vorausgesetzt, dass es die gehörige Reife erlangt hat, mit welcher die Obstbestandtheile erst verhältnissmässig und innig gemischt sind. Dass im unreifen Obst, besonders in den Pflaumen, gleichwie in Pfirsichen, Melonen, Gurken noch einige besondere mehr und weniger drastisch wirkende Stoffe vorhanden sind, bei den Pflaumen auch in den Hüllen, lässt sich nach den vielfältig gemachten Erfahrungen über die eigenthümliche Gefahr des Genusses ungekochten unreifen Obstes unter gewissen pathologischen und diätetischen Complexen nicht bezweifeln, obschon kein zuverlässiger chemischer Nachweis darüber vorliegt. Das Obst hat zufolge seiner freien Säure, seiner pflanzensauren Salze, seiner azotarmen und azotlosen Nahrungsstoffe eine die Sanguification mässigende, kühlende, gelinde abführende, also die Reinigung von Mauserstoffen mild befördernde Wirkung, und ist es zu beklagen, dass die Verfeinerung der Culturzustände die

Magen zur Verarbeitung des ungekochten oder ungedämpften Obstes schon bei vielen jungen Menschen unzureichend macht. Für eine recht gesunde Hausmannskost, insbesondere für die Jugend und für arbeitsame Frauen ist zu erachten: die Combination von Grützen, Graupen, Fleisch u. a. mit Pflaumen, Kirschen, Aepfeln, Birnen, nicht minder das schöne säuerlich süsse Obstextract, was am Rhein und in Belgien im Grossen unter dem Namen Kraut bereitet und versandt wird. Der heranwachsenden Jugend wird mindestens eine Abwechslung der Butterstulle mit einer Pflaumenmuss- und Kraut-Stulle sehr zu empfehlen sein! Am mildesten von dem gewöhnlichen Obst wirken Aepfel und Kirschen, von jenen die Calvillen und Borstorfer, von diesen die säuerlichen Arten, so dass auch ein schwacher Magen eine ziemliche Quantität davon vertragen kann. Unter den Beeren bieten Johannisbeeren und Himbeeren eine sehr erfrischende Frucht, und ihre zubereiteten Säfte sind heilsame Getränke in acuten Krankheiten, wie in heissen Ländern die Tamarinde. Der Genuss der Stachelbeeren ist durch die vielen Kerne beeinträchtigt, und in grösserer Menge nicht zu empfehlen.

Der Norden ist reich an Beeren, wie Preissel-, Heidel-, Moos-, Rausch-, Molte-, Bromm- und Himbeeren; sie sind ein wesentliches Complement des Käse-, Fisch- und Thrangenusses. Die nordischen Vögel sind vorzugsweise auf solche Beerenspeise angewiesen und die Schmackhaftigkeit und Leichtverdaulichkeit ihres Fleisches hängen wohl auch damit zusammen. Wenn wir unter Fruchtsäuren die allgemein verbreiteten Pflanzensäuren: Aepfel-, Citronen- und Weinsteinsäure verstehen, so sind die Fruchtsäfte ihren Bestandtheilen nach vergleichbar den Heilmitteln, die wir als Saturationen und Brausepulver kennen, welche unzweifelhaft die vortrefflichsten Bestandtheile einer allgemeinen und insbesondere einer häuslichen Materia medica sind, zumal sie den Anfängen der meisten Krankheiten am besten entsprechen und begegnen, auch mannigfach modificirt werden können, wie namentlich mit abgekochtem heissen Wasser zubereitet als neutrale Saturationen, und wenn man die Bestandtheile: doppeltkohlensaures Natron, Weinsteinsäure, noch besser Citronensäure, gesondert zur Hand hat, auch als schwach alkalische, im andern Falle als schwach säuerliche Saturationen, aus deren Vermischung mit Natronsäuerlingen auch werthvolle medicinisch-diätetische Getränke bereitet werden können. Um bei der Zubereitung des Brausepulvers mit kaltem Wasser, wo es erwünscht sein kann, die Flüssigkeit möglichst reich an Kohlensäure zu machen, bereitet man zunächst ein Zuckerwasser, löst dann die entsprechende Portion des Pulvers von Weinstein- oder Citronensäure auf, und legt nun das auf den Theelöffel geschüttete Natronbicarbonat sachte hinein: nach einigen wenigen Minuten ist dann die Vereinigung geschehen und das kohlensaure Gas unter der allmäligen Entbindung grösserentheils zu einem Natrontartrat-Säuerling absorbirt worden. Macht man die Saturation halb mit kohlensaurem Kali oder reiner Potasche, so erhält man ein gelinde abführendes Getränk, analog dem purg. Brausepulver, pulv. aerophorus purgans, auch engl. Brausepulver genannt, aus $7^1/_2$ Tartarus natronat oder Seignettesalz mit $2^1/_2$ Natronbicarbon. gemischt, und 2 Weinsäure, letztere aber gesondert aufgehoben. Noch einfacher wird dieses Medicament durch eine Mischung von Cremortartari, welcher in keinem Hausstand fehlen sollte, und Natronbicarbonat ersetzt. An entlegenen Orten, wo es für den Augenblick des dringenden Bedürfnisses an jenen aus den Officinen bezogenen Heilmitteln fehlt, können zur Noth heilsame Saturationen aus Fruchtessigen, wie Himbeer- und Johannisbeeressig, nicht minder aus gewöhnlichem Essig mit dem Aschensalz aus reiner Buchenasche bereitet werden. Sehr wichtig ist das Beisammensein der Fruchtsäuren und des sauren fruchtsauren Alkalis mit Zucker, Pektin, Gummischleim in den Säften; nennen wir dies mit der Bezeichnung einiger Hausfrauen eine Anebnung, so ist, meine ich, in der sonst üblichen Weise, der Verordnung von dünnem warmen etwas gesüssten Haferseim mit säuerlichen Fruchtsäften, noch passender mit Cremortartari in populär ärztlicher Praxis der Natur bestens entsprochen. Wird auch noch der Milchzucker in diese Gruppe von diätetischen Heilmitteln gezogen, so mag das für manche Krankheitszustände eine heilsame Modification sein; es sind ja unmittelbare Annäherungen an die natürlichen Mittel! Bedall schlägt vor zur Bereitung eines luftbeständigen grobkörnigen Brausepulvers, welches bei der Berührung mit Wasser langsam, aber doch reichlich und bis auf das letzte Körnchen braust und sich angenehm trinken lässt, die gut ausgetrockneten gepulverten Gemengtheile: Weinsteinsäure und doppelt kohlensaures Natron in Verhältnissen von 5 : 6 mit

Alkohol zu einem feuchten Pulver zu verreiben, dieses durch ein entsprechendes Sieb zu körnen, und dann bei gelinder Wärme zu trocknen; diese Umständlichkeit ist unnöthig, wenn man nach obiger Angabe mit den gesondert aufgehobenen Bestandtheilen des Brausepulvers verfährt; Citronensäure wenigstens macht die Sonderung durchaus nöthig.

§ 47. Hat auch das Obst, im üblichen Sinne gesprochen, gleich der Traube und den Agrumen oder Südfrüchten (Apfelsinen, Citronen, Pommeranzen u. a.) das tropische und subtropische Asien zur ursprünglichen Heimath, so ist es doch bekanntlich viel unabhängiger vom Clima als die Agrumen und die Traube, daher weit über die Erde verbreitet, von Asien nach Griechenland, Italien, von hier nach Spanien und Frankreich, dann nach Deutschland gewandert; insbesondere ist die Pflaume ein sehr verbreitetes und schmiegsames Obst, vom Süden bis zum ferneren Norden hinauf; man zählt mehr denn 50 Spielarten von derselben. An der Verbreitung der climatisch biegsamen Obstvegetation haben selbstverständlich nationalökonomische Verhältnisse einen grossen Antheil, da es sich nach dem Getreide-, Gemüse-, Wein-, Wald-, Wiesenbau u. a. m. richten muss. Von ganz besonderen Obstländern kann desshalb nicht die Rede sein, wenngleich es auch einen unfruchtbaren, gebirgigten Boden scheut, und mehr den sonnenreicheren gemässigten Zonen angehört. Gehen wir hier nur auf Europa ein, so sind westlich besonders in Spanien, Frankreich, Belgien, in der Schweiz (z. B. Thurgau, Weggis, Genf, Bonneville, Cluse, am Bodensee u. a. St.) fruchtbare und herrliche Obstterrains. Ostwärts sind solche in Oesterreich: um Lobositz, Linz, Marburg, an vielen Stellen Ungarns und Serbiens. In Deutschland wird der Obstbau besonders im Rheingau, in Nassau, Baden, Bergstrasse, Lorrach, Baiern, Würtemberg (Unterschwaben), in Rheinland Westphalen, Sachsen, Cöthen u. a. betrieben. Im Norden sind die Inseln Laaland und Falster die Obstgärten Dänemarks; in England ist Devonshire ein Culturland von schönen Aepfeln (zum Theil zu Cider bestimmt), in Russland gedeiht in den Gouv. Tula, Kursk, Tiflis u. a. gutes Obst. Die schöne heilsame Frucht der Erdbeere wird im Norden auf den Feldern des hamburgischen Gebiets Vierlanden und in Ostfriesland, im Süden in Spanien auf den Feldern von Aranguez in Valencia und Catalonien gebaut: auf dem Markt von Barcelona kommen wohl zur Erdbeerenzeit 15000 Pfd. dieser Frucht zum Verkauf. — Auch Algier hat Erdbeeren in Fülle und in Nordamerica: Virginien, Maryland, New-Jersey wird die Cultur grossartig betrieben.

### d. Weincur.

§ 48. Es kann ein climatische Cur-Orte darbietendes Land, abgesehen von den heilsamen Einflüssen eines milden Climas und guten Trinkwassers, einer reinen Luft und wohlthuenden Kost, auch in seinen einheimischen oder sogenannten Landweinen für gewisse Kränklichkeiten heilsame Cur-Mittel gewähren. Der Erörterung dieses Gegenstandes das Wesentlichste der Lehre von der Weingährung voranzusetzen, theils für den Arzt, theils für den intelligenten Laien, dürfte wohl nicht unmotivirt sein. Der materiellen Erkenntniss, dass der Zucker und zwar zunächst der Traubenzucker durch das entsprechende Ferment und unter den erforderlichen äusseren Umständen in Weingeist und Kohlensäure zerfällt, ein chemisches Gewicht Zucker = 12 C. 12 H. 12 O. (Carbon, Hydrogen, Oxygen) zu zwei chem. Gewichten Weingeist 8 C. 12 H. 4 O. und vier chem. Gewichten Kohlensäure = 4 C. 8 O. wird, ist durch die Chemiker der neuesten Zeit, insbesondere durch Pasteur, eine wesentliche Vervollkommnung und Erweiterung hinzugefügt worden. Der Genannte hat dargethan, dass im gewöhnlichen Falle der Weingeist oder Alkoholgährung von 100 Zucker nur 94—95 zu Weingeist und Kohlensäure aufgehen, der restirende Antheil zu einer Säure wie sie im Bernstein gefunden wird, zu Bernsteinsäure, Cellulose, etwas Fett und einigen andern Substanzen, grösseren Theils aber zu dem eigenthümlichen Süss des Glycerins werde, so dass letzteres etwa 3—3½ pCt. vom Zucker in Anspruch nimmt. Wenn hier nun auch die Umwandlung des Zuckers in Weingeist und Kohlensäure einerseits und in Glycerin und Bernsteinsäure andererseits eine constante ist, so können doch jener Producte gegenseitige quantitative Verhältnisse, so wie nicht minder die Qualität der Minima der Nebenproducte mannigfach variiren: je nach den Mitwirkungen von Wärme, Wasser, Luft, Druck, sowie von anderen Agentien, wie säuerlicher, alkalischer u. dgl. Beschaffenheit der Gährungsflüssigkeit, Quantität des Zuckers und des Ferments, der Art, dem Alter, Reinheit und Complicirtheit des letzteren u. a. m. — Hinsichtlich der theoretischen Erkenntniss der Gährung, d. h. der Ursache der Gährungsprocesse herrschen zur Zeit noch wesentliche Differenzen zwischen v. Liebig. Pasteur, Fremy, Bechamp, Trecul, Petit, Pierre u. A., welche ich füglich, mindestens für die Umschau dieser Schrift, auf die eigentlichen Stimmführer v. Liebig und Pasteur beschränken darf. Pasteur vertritt die Ansicht, welche ich unbedingt theile, dass die Gährung im Allgemeinen ein vital- oder physiologisch-chemischer Process sei, der wesentlich einerseits eines vitalen Ausgangs d. h. des Vorhandenseins gewisser niederer Organismen (Mycodermen oder Hefepilzchen, Vibrionen u. a.), andererseits des Vorhandenseins gewisser organischer gährungsfähiger Substanzen bedürfe, welche jene zu einem ihrer Existenz und Vermehrung adaequaten Zersetzungsprocess zu disponiren oder zu bestimmen vermögen, wenn zugleich auch die übrigen materiellen Erfordernisse gegeben sind, wie z. B. zur Vermehrung des Hefestoffs für die Hefepilzchen ein proteinöses, Erdphosphat enthaltendes Material in der Mitwirkung von Ammoniak bildenden Substanzen oder von Ammoniaksalzen. Es kann denn auch der vollkommen reine oder von jenen Organismen intacte Traubensaft oder die reine Zuckersolution in Berührung mit der Luft, wenn diese ebenfalls intact geblieben oder von Keimen bezüglicher niederer Organismen wirklich befreit worden ist, eine solche Conservation ist gleichwohl nicht so leicht, weder gähren, noch ein Ferment erzeugen; es können nicht etwa auch wie Trecul meint, aus modificirten Eiweisskörpern Milchsäurebildung bestimmende Monaden (Bacterien) entstehen, die unter Umständen in Mycodermen, Penycillien u. dgl. transmutirt werden. So geschieht denn auch die gewöhnliche Erzeugung des Essigs aus Weingeist nur unter Mitwirkung eines Mycoderma aceti, ohne welche denn auch kein Bier sauer werden kann, ebensowenig wie das Sauerwerden der Weine, wie es bei zuckerarmen nordischen leicht vorkommen kann, das Bitterwerden gewisser Weine (Jura-Weine, rother Burgunder), das Schleimigt- oder Langwerden anderer ohne Hinzukommen besonderer, diese Qualitäten hervorrufender organisirter Fermente zu dem Mycoderma vini aufkommen können. So setzt denn auch eine Erneuerung der Gährung, wie sie zuweilen sich einstellt, auch einen Anstoss von neuhinzugekommenen Gährungs-Organismen voraus, während in der s. g. Ober- und Untergährung des Biers nur Altersverschiedenheiten der Bier-Mycoderma nicht unwahrscheinlich sind. Pohl meint, dass diese für die Bierqualitäten so wesentlichen Differenzen für die Weingährung noch nicht genug studirt und beobachtet worden seien, derselbe Most, bemerkt er, der bei der Untergährung, bei 5—15° im Allgemeinen, einen haltbaren Wein von angenehmem Geschmack und Bouquet gebe, liefere bei 15—25° einen zwar mehr feurigen, aber gleichwohl weniger haltbaren Wein von weniger gutem Geschmack und mit geringerem Bouquet.

Von den verschiedenen bezüglichen Selbstzersetzungs- oder Gährungsprocessen: Weingeist-, Milchsäure-, Gallussäure-, Schleim-, Buttersäure-, Weinsäure-Gährung u. a., welchen Differenzen nach Pasteur verschiedene (organisirte) Fermente entsprechen, unterscheiden sich letztere zwei wesentlich dadurch, dass sie durch der Sauerstoffaufnahme nicht bedürftige Infusorien und Vibrionen bewirkt werden, dass diese sogar durch Sauerstoff-Einfluss annullirt werden. Es greifen nun die Gährungsprocesse der Buttersäure, der Weinsäure u. a. über in den Process der als (durch Vibrionen bestimmte) Verwesung und Fäulniss bekannten Erscheinungen der Selbstzersetzung. Aehnliche materielle Destructionen, Spaltungen mögen manche in der lebendigen Pflanzen- und Thiersubstanz vorgehen, wie z. B. in dem Nachreifen der Früchte, in dem s. g. Welpern, in Gangraenescenzzuständen u. dgl.; Paschutin macht auf das häufige Auftreten der Buttersäure-Gährung im Darme aufmerksam.

Verhinderer der Selbstzersetzung werden nun auch vorzugsweise die Umstände und die Substanzen sein, welche materialiter und virtualiter die Keime und Keimkräfte zerstören und annulliren; dazu gehört vor allen eine höhere Temperatur, die chemische und antiseptische Wirksamkeit der Gerbsäure, der Eisensalze, des Chloroforms, des Kreosots, der Carbolsäure, der Salicylsäure u. e. a. Die Krankheit des Bitterwerdens bei den Weinen, wie Neubauer bemerkt, besonders bei den besseren französischen Rothweinen, auch nicht selten bei rothen Ahrweinen, weniger bei den übrigen rheinischen und österreichischen Rothweinen fand der Genannte bei überreichem Vorhandensein von charakteristisch geformten Fermenten, bei Abnahme von Farbstoff und Gerbsäure; die Erwärmung der Weine bis 60° C. soll der Krankheit vollständig vorbeugen. Es liegt diesen merkwürdigen Zersetzungsprocessen der Gedanke nahe, dass gerbsäurehaltige Mittel dadurch doppelt wichtige, ebenso milde wie kräftige heilsame Einflüsse auf dyscrasische, Pilzbildungen zulassende chronische entzündliche Zustände u. dgl. ausüben, dass sie auf die das eine Mal von säuerlichen, das andere Mal von Exhalationen entgegengesetzter Art herbeigezogenen Fermentorganismen vernichtend wirken. Es war schon ein wesentlicher Fortschritt in der früher so verwickelten Lehre der Selbstzersetzung der complexen ternären und quaternären organischen Substanzen, dass diese von verschiedenen Chemikern, vorzugsweise von v. Liebig, als eine von den gewöhnlichen chemischen Affinitätsgesetzen wesentlich abweichende physikalisch-chemische Action betrachtet wurde, als eine Differenzirung oder Spaltung, wie z. B. Zucker in Weingeist und Kohlensäure bewirkende Mittheilung der in einer leicht zerfallenden stickstoffhaltigen proteinösen Substanz aufgekommenen Zersetzungs-Bewegung an eine gährungsfähige Substanz, unter Umständen unter Mitwirkung und Eingehen des atmosph. Sauerstoffs. Hinsichtlich der Essiggährung tritt der Pasteurschen Theorie anscheinend die Schwierigkeit entgegen, dass die Essigsäure entschieden ein Oxydationsproduct des Weingeists ist, und eben sowohl durch den Contact des Weingeists mit Platinmohr und atm. Sauerstoff, sowie mit Ozon oder act. Sauerstoff, als durch das Hinzukommen von Essig-Mycodermen u. s. w. (für deren Praevalenz der Activität nach Pasteur die Buchenholzspäne in der gewöhnlichen Essigfabrication nur eine entsprechendste mechanische Vermittelung darbieten). Diese Schwierigkeit ist doch wohl nur scheinbar: für die Bildung mancher organischer Stoffe, wir müssen diese wesentlich von organisirten unterscheiden, sind die günstigen Umstände insbesondre die Gefässe ihrer Erzeugung auch ausser dem Organismus gegeben, wie z. B. für die Erzeugung der Essigsäure aus Alkohol u. m. a., während für manche andere und viele ausschliesslich nur im Bereich des Organismus das günstigte Ensemble von Bildungskräften, insbesondere von Bildungsapparaten gegeben ist.

§ 49. Die Bestandtheile der Weine im Allgemeinen sind: Weingeist, Kohlensäure, Zucker, Glycerin, Extractivstoff, Weinstein-, Trauben-, Aepfel-, Citronen-, Bernsteinsäure, frei und mit Alkali verbunden (es nehmen die Säuren mit dem Reifen der Trauben merklich ab), ferner Farbstoff, Gerbsäure, Salze (s. § 40), mit einem Eigengewicht von 0.995—1.003 und darüber. Nach verschiedenen Stoff-Praevalenzen unterscheidet man moussirende, geistige, süsse feurige und säuerlich geistige, weinsäuerliche, gerbsäuerliche u. a. Weine. Je geringer die freie Säure ist, und je mehr Zucker und Weinextract sie haben, für desto besser werden im allgemeinen die Weine gehalten. Die Weingeistmenge an und für sich ähnlicher Weine ist allein nicht entscheidend. Die Extractivstoffe sind die Ursache des jeweiligen auffallenden Dunklerwerdens. Berthelot hat nachgewiesen dass der Wein etwas Sauerstoff aus der Luft aufnimmt und etwas Kohlensäure producirt. Der mittlere Spiritusgehalt der feurigen Weine ist 14,5—15,5, (Portwein zu 20,5, Rum zu 72—77 pCt., leichte Rhein- und Moselweine zu 8—9, Cider zu 5—5¼, Ale zu 5,5—6, Porter zu 5,3 pCt. bestimmt), der der mittleren Weine 10—12 pCt., der der leichteren 7,5—9 pCt.; der mittlere Gehalt des Weinextracts wird zu 5, der des Zuckers zu 4, der der freien Säure zu 0,52 pCt. angenommen. Der Abdampfungsrückstand beträgt 5 (2½—8), des Wassers 88 (84—90) pCt. Es würde zu weit abführen, das quantitative Verhältniss der wesentlichsten Bestandtheile der gebräuchlichsten Weine zu verzeichnen, zumal es niemals constant sein kann, gleichwohl wird es dem Leser nicht unerwünscht sein, eine comparative Uebersicht des Alkohol-, Zucker-, Säure-Gehalts, ferner des Extract- und Aschenbetrags, in Gewichts-Procenten, verschiedener deutscher und ausländischer Weine nach Gläser's Untersuchung hier folgen zu lassen:

| | Alkohol. | Zucker. | Freie Säure. | Extract. | Asche. | Jahrgang. |
|---|---|---|---|---|---|---|
| Zürchener Seewein | 7,094 | 0,089 | 0,650 | 1,693 | 0,179 | 1868 |
| Chateau Larose . . | 7,472 | — | — | — | — | — |
| Schloss Lenzburger Riessling . . . | 7,782 | 0,166 | 0,600 | 2,422 | 0,246 | 1865 |
| Hambacher . . . . | 7,783 | 0,255 | 0,579 | 2,146 | 0,178 | 1868 |
| Dürkheimer . . . . | 7,994 | 0,263 | 0,480 | 2,166 | 0,171 | 1868 |
| Markgräfler . . . . | 8,132 | 0,215 | 0,515 | 1,854 | 0,187 | 1868 |
| Wachenheimer . . | 8,200 | 0,491 | 0,558 | 3,801 | 0,192 | 1868 |
| Casteler v. Schlossberg . . . . . | 8,271 | 0,125 | 0,550 | 1,795 | 0,178 | 1865 |
| Hallau (Cant. Schaffhausen). . . . | 8,700 | 0,104 | 0,381 | 2,505 | 0,274 | 1867 |
| Nierensteiner, Rehbacher . . . . | 8,981 | 0,252 | 0,479 | 3,120 | 0,184 | 1868 |

| | Alkohol. | Zucker. | Freie Säure. | Extract. | Asche. | Jahrgang. |
|---|---|---|---|---|---|---|
| Wachenheim . . . | 8,984 | 0,294 | 0,529 | 3,801 | 0,192 | 1865 |
| Yvorne (Waadt) . . | 9,207 | 0,167 | 0,533 | 1,824 | 0,195 | 1867 |
| Jacobsburger . . . | 9,414 | 0,128 | 0,392 | 2,138 | 0,279 | 1865 |
| Forster Tramin. . . | 9,569 | 0,474 | 0,561 | 2,444 | 0,182 | 1865 |
| Hochheimer . . . . | 9,613 | 0,329 | 0,461 | 2,463 | 0,179 | 1865 |
| Roth. Neuenburger | 9,630 | 0,132 | 0,415 | 2,440 | 0,185 | — |
| Cantenac . . . . . | 9,782 | — | — | — | — | — |
| Erbacher . . . . . | 9,927 | 0,510 | 0,515 | 2,628 | 0,190 | 1865 |
| Rüdesheimer . . . | 9,989 | 0,454 | 0,514 | 2,916 | 0,180 | 1865 |
| St. Julien . . . . . | 10,491 | — | — | — | — | — |
| Bodenheim . . . . | 10,542 | 0,333 | 0,441 | 1,874 | 0,186 | 1868 |
| Medoc Bordeaux . | 10,543 | — | — | — | — | — |
| Malaga . . . . . . | 12,461 | — | — | — | — | — |
| Tokayer . . . . . | 16,836 | 11,363 | 0,251 | — | — | — |
| Xeres . . . . . . | 20,961 | 3,571 | 0,427 | — | — | — |

§ 50. Soll der Wein als ein Cur-Wein gelten, so darf er natürlich keine Entmischung erlitten haben, nicht krank, nicht versetzt, nicht verfälscht sein. Obschon die weitere Beachtung dieses Gegenstandes hinwegfallen könnte, insofern es wohl selbstverständlich ist, dass ein curmässiger Gebrauch von süddeutschen Landweinen, wenn er wahrhaft heilsam sein soll, es wesentlich bedingt, dass die ihn darbietenden Weinländer auch als erfreuliche Gelegenheiten zu climatischen Curen — benutzt werden, und da wird es denn an zuverlässigen Weinkennern nicht fehlen so will ich mir dennoch einige bezügliche Reflexionen erlauben. Auf das innige Ensemble der Bestandtheile des Weins kommt für seine Heilsamkeit viel an. Vina firmissima nannten die Alten solche Weine, die sich lange hielten, vina fugientia die, welche nur kurze Dauer hatten; zu diesen gehören nun aber auch fast alle künstlichen Weine, wie namentlich Johannis-, Stachel-, Heidelbeerweine, die denn auch ganz besonders von der Witterung, dem Alter und Standort des Gewächses, vom Boden abhängig sind. Wenn man auch aus der Vermischung der Weinbestandtheile: Wasser, Weingeist, Zucker, Glycerin, Bernsteinsäure u. a. ein weinähnliches Getränk bereiten kann, so fehlt diesem doch die Beschaffenheit des innigen natürlichen

Ensemble, insbesondere gilt dies von der festeren Bindung des Weingeists. Eine so innige Vereinigung, wie die Bestandtheile im natürlichen Champagner haben, wird durch die Kunst aus Zucker, Birnen, Stachelbeeren, leichten Weinen nicht bewirkt, abgesehen davon, dass die feinen flüchtigen Bestandtheile, die das Bouquet, den Duft geben, nach ihren noch wenig erkannten mannigfachen Differenzen im Wohl- oder Schlechtbekommen des Weins keine geringe Rolle spielen. Gallisirte Weine heissen solche, von einem schlechten Jahrgang, denen man Traubenzucker zugesetzt hat, um sie dann mit diesem abermals vergähren zu lassen! Wie in den Weinen und ähnlichen Flüssigkeiten die Bestandtheile als Gemeng-Theile (zum Unterschiede von chemischen) unter dem Einfluss der Zeit in der Regel immer inniger zusammentreten, so dass, wie man es auch wohl nennt, solche Natur- und Kunstproducte veredelt, d. h. eigentlich den idealen Interessen des menschlichen Organismus homologer werden, das ist grösstentheils noch unerklärt. Es kann mancher alte Wein über 10 pCt. Weingeist enthalten, ohne dass er, zum Unterschiede von mit Weingeist versetzten Weinen, organoleptisch merkbar ist. Es mag desshalb wohl kein eigentlicher Widerspruch sein, wenn der Bibellehre getreue Mässigkeitsvereine die Ansicht geltend gemacht haben, dass die Weine des alten Palästina u. s. w. gar keinen oder wenig Spiritus enthalten haben, und dass, um diese Ansicht zu entkräften, Hitschock in den Weinen von Hebron, Lybanon, Syrien, Cypern, Rhodos, Corfu, Samos, Smyrna in chemischer Prüfung nachgewiesen hat, dass diese Weine 14—18 pCt. Alkohol enthalten. Gleichwohl kommt auch das Gegentheil von jener Erscheinung vor, nämlich, dass manche schöne Weine, wie namentlich verschiedene österr. und französ. Weine sich mit der Zeit entmischen und also nicht alt werden dürfen. Es passt sehr schön zum Character Deutschlands, dass die deutschen Weine um so besser und gesunder werden, je älter sie werden. Mit den obigen Bemerkungen soll doch nicht geleugnet werden, dass die Kunst dem Weine auch manches Gute anthun könne, so giebt Vergnette Lamotte an, dass durch temporäre starke Erkaltung, wegen hierdurch bewirkter Fällung von Weinstein mit Pigment und einer stickstoffhaltigen Substanz, der Wein kräftiger, feuriger klarer gemacht werden könne; v. Liebig hat für die säuerlichen rhein. Weine einen Zusatz von neutralem Kalitartrat etwa 3—4

Theile auf Tausend. damit das Zuviel der Säure als Weinstein herausfalle. vorgeschlagen; der Wein soll dann später an Lieblichkeit und Milde einem südlichen Wein gleich kommen. ohne irgend eine der Tugenden, die den Rheinwein auszeichnen, verloren zu haben. Wollte man direct Kali-, Natron- oder Kalkcarbonat zur Entsäuerung des Weins anwenden. so würde man mehr organ. saures Salz, als der Wein besitzt, in diesen hineinbringen. und Farbe und Geschmack destruiren. Unter Pasteurisiren versteht man die Verbesserung des Weines durch Erhitzen. wodurch er älter. fertiger, geschmack- und geruchvoller werden soll. Scousetten hat das Electrisiren vorgeschlagen. zum Conserviren und Ausbessern des Weins. Parent empfiehlt die Anwendung der Gerbsäure, insofern sie eine Feindin der organischen Substanz aller Fermente ist.

In äusserer oder physikalischer Beziehung muss der Wein in seiner Farbe, seinem Geruch und Geschmack und in seiner geistigen Stärke constant sein, keinen Fass- oder Schimmelgeschmack haben. nicht kamigt oder zum Kamigtwerden geneigt, nicht zähflüssig oder schleimigt oder lang sein. Dieses Langwerden beruht auf einem gewissermassen retrograden Verwandlungsact des Zuckers in Mannit und Gummi: der altwerdende Maitrank aus leichtem säuerlichen Wein, Zucker und Waldmeisterkraut bietet diese Erscheinung nicht selten dar. In chemischer Beziehung hat Bechamp gezeigt, dass in einem umgeschlagenen Wein kein Glycerin, kein Zucker und keine in Zucker verwandelbare Substanz, dagegen aber Milchsäure gefunden werden, während der noch gesunde Wein ohne diese sei, Glycerin (und Bernsteinsäure) Zucker. Weinstein. dextrinartige Substanz enthalte. Nach Pasteur's Ansicht und Versuchen haben an der Entmischung der Weine mikroskopische Fermente, Mycodermen. auch wohl schon in dem schmutzigen Weinsteinabsatz enthalten, Schuld: es kommt darauf an. bemerkt er, den Keim des Verderbens in den Flaschen zu tödten. und dies sei nicht schon durch chemische Reagentien. wohl aber durch 1—2 stündige Erhitzung (60—100') der gut gekorkten und zugebundenen Flaschen in geheizten Kammern zu ermöglichen. Neubauer in Wiesbaden bestätigt diese vortheilhafte Wirkung der Erhitzung. Der Vorschlag ist übrigens nicht neu. vgl. Geiger's Magaz. 36 p. 170. 1832. Von den bezüglichen Prüfungen des Weins wird noch in § 66 die Rede sein.

§ 51. Nur die leichten mittel- und süddeutschen Weine, insbesondere der Markgräfler und alle diesem nahestehenden, werden hier als die eigentlichen Curweine angesehen. Ihre heilsame Wirkung hält die Mitte zwischen der der Trauben und der beliebten wohlbekommenden französ. Tischweine; nicht wenige Traubencurpatienten dürften mit einer Landwein-Cur ihre Curzeit mit gutem Erfolg beschliessen können. Feurige Weine sind keine Curweine; die roborirende Kraft des Ungarweins wird oft missverstanden; empfindlicheren Magen und Blutgefässen ist er insgemein zu mächtig. Der Spanier frägt nicht viel nach feinen Weinen und sorgt wenig für sie, trinkt sie auch nur, namentlich Sherry und ähnliche Weine, wie wir den Madeira, bei Tafel. Die duftigen Rheinweine sind herrliche Complemente des französischen Tischweins, jeder hat seinen besonderen Character! Eigentliche Curweine sind die Weine des Rheins nicht. Den 2—3 jährigen Moselwein lobt man besonders gegen verschiedene Haemorrhoidalleiden, da namentlich, wo schwächende Curen nicht angezeigt sind. Haemorhoidarier sollen in der Heimath des Moselweins selten sein; gleichwohl sagt man dem Moselwein nach, dass er bei sitzender Lebensweise, reichlicher Fleischnahrung, der Disposition zu concretionellen Ablagerungen Vorschub leiste; allerdings ist auch nur wenig organischsaures Alkali darin, der grössere Theil der Säure frei; es kann daher unter Umständen indicirt sein, den Moselwein mit Natronsäuerlingen zu trinken. Volle Wahrheit hat der Vers der Rheinischen Mönche: »vinum Mosellanum est omni tempore sanum, vinum Rhenense decus est et gloria mensae« wohl nicht!

Specielles von der Wirkungsweise des Weins hier zu vermerken, würde nicht gerechtfertigt sein; seine belebende Wirkung d. h. das Beweglichmachen und Vertheilen einer latenten Vitalität, wenn ich mir diesen Ausdruck gestatten darf, kann in der Hand des ächten Diätetikers den wesentlichen Dienst leisten, dass er die gesunkene Lebenskraft des Nervensystems zu erregen und den Körper dadurch für die nachfolgenden Genesungsmittel desto empfänglicher zu machen, geeignet ist. Immerhin ist der Wein aber nur ein Reizmittel, und es ist kein Widerspruch für ein ethisch-diätetisches Verständniss, wenn die heil. Schrift an einer Stelle spricht: »Trinke nicht mehr Wasser, sondern brauche ein wenig Weins, um deines Magens willen, und dass du oft krank bist« und an einer andern: »dass der Wein des Menschen Herz erfreue.« an einer dritten: »siehe den Wein nicht an, dass er so roth ist, und im Glase so schön steht; er geht glatt ein, aber darnach beisset er. wie eine Schlange und sticht wie eine Otter.« an einer vierten: »der Wein macht böse Leute und starkes Getränke macht wild: wer dazu Lust hat, wird nimmer weise.«

Im nördlichen Deutschland gedeiht der Wein nur an wenigen besonders geschützten günstigen Stellen sporadisch: Hannover, Mecklenburg, Pommern, Preussen sind keine Länder des Weinbaus! Der südöstliche Theil der polnischen Kronländer ist ein sehr fruchtbares Getreide- aber kein Weinland; Schlesien baut Wein bei Grünberg und Crossen; Brandenburg bei Rüdersdorf, Guben, Potsdam (Werder); Sachsen zieht Wein an der Elbe, Meissen u. a. St., und Naumburg (schon seit 700 Jahren Weinbau) producirt wohl 8—9000 Eimer; doch sind diese sächsischen, wie die vorigen, so auch die thüringischen Weine im Allgemeinen von geringem Gehalt und keinem innigen Ensemble der Bestandtheile. Nächst Frankreich (Dep. Charente, Gironde (Bordeaux), Cote d'or, Yonne, Rhone, Saone, Loire, Herault, Pyrenées Orientales, Aude, Gard u. a.), auf 400 □ Meilen Weinland producirt kein europäischer Staat eine solche Menge und Mannigfaltigkeit von Weinen wie Oesterreich: Ungarn, Tyrol, Steiermark, Leithagebirge bei Wien (Vöslau) einige Terrains in Istrien, Böhmen (Czernosek, Melnik). *) Es sind besonders das Rheingau, die nachbarlichen Gegenden an der Mosel, der Nahe, an der Saar, in der Pfalz, wo schöne und gesunde deutsche Weine gedeihen: (die geistigeren auf der Höhe, die milderen, gesunderen mehr auf der Mitte der Berge): Bingen, Rüdersheim, Hochheim, Nierenstein, Asmannshausen, Johannisberg, Markobrunn, Geisenheim, Erbach, Hattenheim, Ingelheim, Scharlachberg, Rothenberg, Brauneberg, Pisport, Zelting, Winnigen, Dürkheim, Kallstadt, Königsbach, Gimmelding, Deidesheim, Ruppertsberg, Ungstein, Wachenheim, Forst Tramin, u. a. Baiern: (ausser den eben bezeichneten Pfälzischen) am Main, um Würzburg (Frankenweine; sie reihen sich den Rheinweinen

---

*) Häufig werden in Frankreich die Sorten aus dem südl. und mittäg. Frankreich gemischt: travailler le vin. Der Zusatz von Alkohol, le vinage, ist bis zu 18° gesetzlich erlaubt, alle andere Zusätze und das Fälschen strenge verboten.

an), Würtemberg und Baden: am Neckar, Jaxt, Tauber, am Bodensee (Seewein), in der Bergstrasse und im Breisgau, hier besonders der Markgräfler um Müllheim und den Kaiserstuhl, liefern sehr gesunde, namentlich zu dem obigen Zweck und unter den bemerkten Umständen geeignete und heilsame Weine.

Im Allgemeinen gedeiht die Rebe am besten in gemässigten Himmelsstrichen, innerhalb 32—50° n. Br. Am wahrscheinlichsten sind Armenien, Persien, Assyriens gebirgigter Theil u. e. a. Striche des gemässigten Asiens das Vaterland der wilden Rebe, Vitis vinifera, mit kleinen, schwarzen, sauren, herben Beeren. Es gehört mit zu den höchsten Ehren der Civilisation, der Gewächscultur, dass sie diese sonst so unscheinbare und verachtete Frucht zu einer wohlschmeckenden Traube und dem Material des herrlichsten Getränks herangebildet hat; wir erkennen aus der Geschichte der Weincultur welchen Einfluss Luft, Licht, Wärme, Feuchtigkeit, Boden, Lage des Standorts, geographische Breite, Jahreszeit, Alter des Stocks, Behandlung auf ein Gewächs ausüben können. Keine geringe Abhängigkeit zeigen der Saft der Trauben und noch mehr die daraus bereiteten Weine vom Boden: Plinius lehrte wie schon einmal bemerkt: Talia sunt vina, qualis est terra, in qua crescunt: Nur an wenigen Stellen der Umgegend des Tafelberges im Capland wachsen die Reben, welche den herrlichen Constantina-Wein geben; nur am Fusse des Vesuvs erzeugt sich der Lachryma-Christi-Wein, es sind nur beschränkte Terrains: auf der Leiste, dem Abhange der Feste Marienberg und auf dem Steinberge, wo der gepriesene Leisten- und Steinwein wächst; die guten Ungarweine gedeihen am besten auf dem 760′ hohen Trachyt- und Porphyrboden; in blauem Thonschiefer wurzelt der Asmannshäuser; die besten Champagner Weine stehen in einer dünnen über kreide- und kalksteinigten Boden vertheilten Ackerkrume; die Champagne pouilleuse namentlich, die dünnste und magerste Gegend an der Marne, ist die Erzeugerin des Champagners. Man darf gleichwohl behaupten, dass oft die physikalischen Bodenverhältnisse, der fruchtbare Einfluss der Sonne und der geschützten Lage und die Pflege mehr die Güte bestimmen, als die Bodenbestandtheile und ihre Verhältnisse, über deren specielle Verfolgung man oft die Cultur des Ensembles vernachlässigt. In dem überaus günstig geschützten Kessel Stuttgarts gedeiht noch neben schönem Obst und feinen Gartenfrüchten Wein, während auf dem ungeschützten Terrain von Reutlingen wohl noch Aepfel und schöne Kirschen, aber kein Wein fort kommen. Unter den früheren bezüglichen Angaben trifft man auch wohl auf manche irrthümliche; so heisst es in einem Schriftchen von Graff, über den Moselwein als Getränk und Heilmittel, Bonn 1821, vom Pisporter, dass er auf 100 Unzen 22 Gran salzsaure Thonerde und 100 Gran äpfelsaure und essigsaure Talkerde enthalte, und jenes Thonsalz solle vom Thonschiefer herrühren, auf dem die meisten Moselweine wüchsen; aber ich habe mich davon überzeugt, dass die Niederschläge, welche Ammoniak in der mit Salzsäure aufgelösten Asche des Pisporters und anderer Moselweine erzeugt, nur aus Kalk- und Talkphosphat besteht, keine Spur Thonerde zeigen.

§ 52. Dioscorides spricht im 7ten Cap. seiner Materia medica über die Natur des Weins so sachverständig und einsichtsvoll, dass seine Ansichten und Rathschläge auch wohl noch jetzt gültig sind, vorausgesetzt wird freilich immer, dass der Wein von gutem Gewächs entsprungen und durch eine edle Kunst hindurchgegangen sei, die das physiologische Verständniss von dem diätetischen Werth des natürlichen Ensembles hat.

Der leichte säuerliche weisse Wein, sagt D., dient zur Diät der Gesunden und Kranken, ist dem Magen wohlthuend, wird leicht durch die Glieder vertheilt, und befördert in wohlthuender Weise die Mauserstoffe auf den entsprechenden Wegen. Ein solcher Wein soll von einem mittleren Alter sein, denn ein junger werde schwer verdaut, blähe, beunruhige den Schlaf und treibe auf den Harn; ein dessgl. alter Wein schmecke zwar angenehmer, rege aber Menschen mit schwächlichen, empfindlichen Verdauungsorganen auf, und könne von ihnen nur mit Wasser verdünnt vertragen werden; der herbe Wein sei zur Verarbeitung der Speisen der passendste, er halte die Ausleerung etwas an, und treibe weniger auf den Harn, es sei aber der consistente (dicke) dunkelrothe oder schwarze Wein als Tischwein zu scheuen, da ihn nur der kräftig Verdauende so beherrsche, dass er nicht ins Blut gehe und berausche. So sei auch der süsse Wein als Getränk für schwächere Individuen zu dick, blähe dann und beunruhige in ähnlicher Weise wie der Most. Was Dioscorides von Weinen seiner Heimath, von Italienischen und Sicilianischen Weinen sagt, will ich anzuführen unterlassen, da sie niemals eigentliche Curweine sein können, wie denn auch

Dioscorides anführt, dass ihre die Assimilation und Sanguification belebende Wirkungen durch ungünstige Nebenwirkungen hinsichtlich der Diurese und der Erhaltung der Sehkraft beeinträchtigt sind. Hochberühmt war der von den alten Römern zu Sorrento gezogene Wein zur Recreation, besonders für Reconvalescenten. Im Allgemeinen bemerkt D., erwärmt der reine und edle Wein, zertheilt sich leicht durch die Glieder, erregt den Appetit, unterstützt den Magen, vermehrt die Widerstandskraft im Allgemeinen, wie auch gegen schädliche und giftige Einflüsse. Mit Recht rühmt Dioscorides einen edlen herben Rothwein gegen verschiedene organische Gifte, theils für sich, theils mit Oel vermischt, bis zum Erbrechen getrunken. Das Maass des Wein-Tranks sagt D., bestimmt sich durch das Alter und die Jahreszeit, die Gewohnheit und die Qualität des Weins. Es schadet gar sehr ein beständiges Berauschtsein, weil es die Nerven in Anspruch nimmt, abspannt und zum Eintritt von acuten Krankheiten Gelegenheit giebt. D. ist dem Zustand der »Vinolenz« nicht abhold, aber einsichtsvoll räth er, sie durch Wassertrinken zu mässigen.

Erst zu Anfang des dritten Jahrhunderts ist die Rebe über Griechenland, Italien, Frankreich, Spanien, dann auch durch die Römer nach Deutschland verbreitet worden, besonders durch Aurelius Probus, welcher ausser in Gallien und Ungarn, auch am Rhein Weinberge anlegen liess. Deutsche Kaiser, insbesondere Carl der Grosse, sorgte vielfach für die Ausbreitung guter Reben. Es wird von diesem gesagt, er habe einst von seinem Palast zu Ingelheim bemerkt, wie der Schnee am frühesten am Rüdesheimer Berge geschmolzen sei, und habe, von diesem Umstand bestimmt, Reben von Orleans kommen und sie an dieser warmen Stelle anpflanzen lassen. Gleichwohl soll der Rebsatz, nach neuerer Forschung, der edle Riessling und die heutige Riesslingrebe im Rheingau nur ein veredelter Wildling, ein höhere Stufe der von Hause aus im Rheingau wachsenden wilden Rebe sein.

Die Anführung von Schriften und Aufsätzen, welche den curativen diätetischen Gebrauch des Weins betreffen, unterlasse ich, umsomehr da die bezüglichen Artikel in den neueren diätetischen Schriften und umfassenderen Lehrbüchern der praktischen Therapie Besseres enthalten, als ich in jenen gefunden habe. Hinsichtlich des medicinischen Gebrauchs des Obstweins darf ich die Anführung von J. Chr. W. Pitsch: das naturgemässe Heilverfahren durch richtige Anwendung des Apfelweins, der Milch und des Wassers: nicht vergessen. — In Würtemberg, besonders in Unterschwaben, in einigen Cantonen der Schweiz, im Dep. Morbihan in Frankr., in der Grafschaft Devonshire in England, wird viel Apfelwein oder Cider bereitet: Esslingen in Würtemberg producirt jährlich 30—40,000 Eimer. Im Allgemeinen mag ich dem Cider keine besondere diätetische Kräfte anrühmen!

### e. Bier-, Malz- und Kräutercur.

§ 53. Das Bier ist zunächst das Erzeugniss der geistigen Gährung der Würze, d. i. eines warmen wässerigen Auszugs des Malzes, als einer Gerste, welche bis zum Keimen gelangt ist und dann eine das Auswachsen des Keims zur Pflanze aufhebende Unterbrechung ohne (Luftmalz) oder mit Erhitzung (Darrmalz) erlitten hat. Der Malzprocess ist eine stoffumsetzende Keimbildung, da bei dieser der stickstoffhaltige eiweissstoffartige Kleber (welcher als eine zähe klebrige Substanz in dem leinenen Tuche zurückbleibt, in welchem man in bekannter Weise mittelst kalten Wassers das Amylom aus einem Mehl auswäscht), eine Modification, Diastase genannt, erhält, welche schon zu $^1/_{10000}$—$^1/_{1000}$ Gewicht des Amyloms dieses in ein Gummi (Dextrin) und in glukose oder zuckrige Substanzen (vorzugsweise in Traubenzucker), das Material der geistigen Gährung, umzuwandeln vermag, zu welcher letzterer Hervorrufung es dann noch des Hefezusatzes bedarf, s. § 48. Nach von **Musculus** bestätigten Versuchen **Balling's** scheint das durch die Diastase gebildete Dextrin das neben dem Zucker erzeugte (Dextrin-) Gummi vor dem Zucker-Werden, bis jener durch die Gährung aufgehoben ist, zu bewahren. — Im Wesentlichen beginnt mit jener eigenthümlichen Stoff-Metamorphose, es wird anscheinend freilich nur dem Amylon ein M. G. Wasser incorporirt, die Entwicklung der jungen Pflanze. Wird die Gährung nach ihrem Beginn abgebrochen, das Bier auf Fässer gefüllt bei offenem Spund, und dieser erst verschlossen, wenn keine Hefe (Oberhefe) mehr hervorgeht, so bildet sich obergähriges Bier, wartet man aber das Ende der lebhaften Gährung ab, und verspundet dann das Bier, so ist es untergähriges oder Lagerbier.

Es ist vorzugsweise die Gerste unter den Cerealien, welche zur Bierbereitung benutzt wird; in früheren Zeiten war in den meisten deutschen Ländern Hafer das ausschliessliche Material, namentlich im 15. Jahrhundert, wo sogar in Augsburg) diese Getreideart geboten wurde. Man führt die Bierbereitung nach der Angabe von Herodot und Diodor bis zu den Zeiten der alten Aegypter zurück. Dioscorides berichtet von einem bierartigen Gerstentrank, welcher auf der Insel Creta bereitet wurde und den Namen Curma oder Kamum erhielt, von einem ähnlichen mit etwas Honig versetzten Weizentrank, den man in England darstellte. Plinius spricht von einem bierartigen Getränk aus Weizen, Celia oder Cerea genannt, und einem andern aus Hirse, Hafer u. e. a. Zythus succedaneus bezeichnet. Bryton, Pinon, Phouras hiessen bierartige Getränke bei den älteren Griechen.

Was von Bier-Literatur hierher gehört, können füglich nur die Schriften und Abhandlungen sein, welche die Bestandtheile des Biers und seine diätetischen Eigenschaften betreffen. Hier ist doch noch Manches zu thun übrig, insbesondere in comparativer Beziehung. Als selbstständige Schriften will ich nur die von Aug. Vogel, die Bieruntersuchung, eine Anleitung zur Werthbestimmung und Prüfung des Biers u. s. w. anno 65, Mulder, Chemie des Biers. Otto. Bierbrauerei Branntweinbrennerei) hervorheben. Mit der analytischen Bestimmung der Bierbestandtheile haben sich Leo, Wackenroder. Christison, Bley, Dickson, Ringeis, Martius, Reischauer, Feichtinger u. A. beschäftigt.

§ 54. Die Bestandtheile des Biers im Allgemeinen sind: Wasser, Weingeist, Kohlensäure, Essigsäure, Malzextract und Hopfenbitter. Nach den verschiedenen Quantitäten des Malzextracts schwankt die Eigenschwere der Biere zwischen 1,010 und 1,030. Der Weingeistgehalt in den stärkeren Lagerbieren wie im Ale, Porter, Stout, den starken Baierischen Bieren beträgt durchschnittlich 5½—6½ pCt., in den mittelstarken Bieren 3½—4½, in den dünnen oberjährigen Bieren 1—2. Der Kohlensäuregehalt ist, je nachdem es unterjährige oder oberjährige Biere sind, sehr verschieden, dem Gewicht nach 0,07 bis 0,15 pCt. Zenneck giebt in 6 Cub. Zoll Stuttgarter Biere 4, 5—7 Cub. Zoll Kohlensauren Gases an, was zweifelsohne zu viel ist. Viele gute Lagerbiere enthalten kaum Spuren von Essigsäure, andere leichtere wie Broihan, Gose, Braunbiere Minima, wie 0,005—0,014 pCt. Unter Malzextract versteht man den Abdampfungsrückstand, welcher der wichtigste Bierbestandtheil ist, und bei leichteren Bieren 4—4½, bei mittleren 5½ bis 6, bei schwereren 7½—9, in einigen wenigen Fällen auch wohl 10—12 pCt. und mehr wie z. B. bei Salvator, Ale von Boston beträgt. A. Metz fand in dem Reiss-Bier, von 1,0238 sp. Gew. 3,65 Alkohol, 1,63 Zucker, 5,13 Dextrin, 0,37 Protëinoide, 0,22 Min. Bestandtheile, 0,775 Phosphorsäure. Da der innige Complex von Malzextract, Weingeist und Hopfenbitter entscheidet, so steht nicht immer die Masse des Malzextracts in directem Verhältniss mit der Stärke. — Das Evaporat des Biers oder das Malzextract enthält noch unzersetzten Zucker, löslichen Kleber, Spuren von Fett, extractive und aromat. Theile des Hopfens, Aepfelsäure und Salze.

Feichtinger giebt in Bezug auf die Münchener Biere für das Maass (= 36 Unzen) an Extractmenge an, im Winterbier: 60,82—76,96 Grammes (1 Gramm = 16½ Gran), im Sommerbier: 57,28—72,12, im Doppeltsalvatorbier: 83,94—100,65, im Bockbier: 82,33—103,12 bis 112,65, Exportbier: 116,53. Englisch Pale Ale 125,12). Den procentischen Stickstoffgehalt des trockenen Bierextracts, namentlich beim Winterbier bestimmte Feichtinger zu 0,735—0,932: bis auf ein Minimum schreibt F. den Stickstoffgehalt den albuminösen Substanzen aus dem Malze zu. Wird das bei 100° möglichst getrocknete Bierextract eingeäschert so erhält man durchschnittlich 8,5 Asche, nach verschiedenen Biersorten im Minimo 3,5, in Medio 8—9, im Maximo 14,5 Asche. Die Asche ist mehr und weniger alkalisch durch Kali und Natron: in der Regel prädominirt jenes, zuweilen aber auch dieses, je nach verschiedenem Boden der Gerste, dasselbe gilt vom Kalk und Talk. Martius fand in der Bierasche in Procenten: 37,22 Kali, 8,04 Natron, 1,93 Kalk, 5,51 Talk, Spuren von Eisenoxyd, 1,44 Kieselerde, 10,82 Schwefelsäure, 32,09 Phosphorsäure, 2,91 Chlor, im Wesentlichsten entsprechend der Zusammensetzung der Gersten-Asche. Dickson giebt für den festen Theil der engl. Biere durchschnittlich 5,8—6 pCt. Asche an. Ringeis, Sick und Schmidt fanden in der Asche von dem Münchener Hofbrauhausbier und in der vom Speierschen Bier: 36,5 und 38 Kali, 6,5 und 7,5 Kali, 3,7 und 5,5 Talk 9 und 10 Kieselerde, 31 und 33,7 Phosphorsäure, 1,5 und 2,5 Schwefelsäure, 2 und 3 Salzsäure.

§ 55. Wie wir reichlich genug aus der Erfahrung wissen, kann das Bier, als ein Getränk zwiefachen Ursprungs: der Natur und der Kunst, ebenso heilsam wie gesundheitsgefährlich sein. Wir müssen allen unsern Genüssen die Hauptgedanken unterbreiten: 1) »dass alle Creatur Gottes gut und nichts verwerflich ist, das mit Danksagung,« also mit dem Gedanken der Heiligung, der Mässigkeit, der Menschennatur angemessen! empfangen und genossen wird, dass 2) um auf dem Wege der Besserung, der Erkräftigung und Entwicklung an Leib und Seele fortzuschreiten, unter vielen Lebensumständen, den sogenannten physischen Uebeln insbesondere gegenüber —, Vermittler und Vermittelungen wesentlich sind, die uns als Pflicht auferlegen, ein kleineres Uebel dem grösseren vorzuziehen. Während es gewiss ein grösseres Uebel für die Nationalkraft an Leib und Seele wäre, wenn im Süden, wie in Italien, Spanien, selbst in Frankreich und Süddeutschland das Bier — das bisherige Volksgetränk des leichten Traubenweins und des Ciders oder Apfelweins verdrängen könnte, so ist, gewissermassen umgekehrt, im Norden die Verdrängung des Branntweins durch das Bier eine Verwandlung eines grösseren Uebels in ein kleineres. Am 12. November 1868 wurde in Stockholm die Einführung des Bairischen Biers daselbst gefeiert, ruhend auf dem praktisch bedeutsamen Gedanken, dass damit auch, mindestens zum Theil, dem unmässigen viehisch machenden Branntweintrinken allmälig ein Ende gemacht worden sei und gemacht werde, so dass in dieser Beziehung dieser Biercultus einen Fortschritt in der Gesittung der Bevölkerung bezeichne, wenn denn doch gehofft werden kann, dass die Progressen zu einer höheren Civilisation die Bezeichnung »biersaufendes Jahrhundert« zu Schanden machen werde! Aehnliches hat sich denn auch bei vielen einzelnen Menschen bewährt, die der Genuss eines guten Biers vor der geistig stumpf, gesinnungslos und gemein machenden Branntweinpest gesichert hat. Man darf nicht vergessen, dass, wie der geistig Arbeitende wohl ab und zu zum Antriebe der bezüglichen Fähigkeiten, eines Glases Weins bedarf —, so der körperlich Arbeitende für temporäre Kraftanstrengungen der Muskeln eines materielleren Reizgetränks, eines kräftigenden Biers benöthigt ist: ohne den Porter würden die engl. Porters, die Lastenträger, nicht bestehen können! Während die bisherigen curativ diätetischen Mittel, vorzugsweise solche der Reinigung

Mauserung, waren, bieten sich in guten, milderen Lagerbieren, wenn sie mit angemessener Speise, Bewegung und Luftgenuss zu bestimmten, passenden Zeiten mässig genossen werden, behagliche, angenehme Anregungsmittel der ersten Wege zur besseren Ernährung, zur Belebung der Verdauung und der Nerven der uropoet. Organe dar, ganz besonders da, wo man der Lipogene bedarf, denn der sarkogenen Bestandtheile hat das beste Bairische Lagerbier in einem Maass vielleicht nur 2—3 Gran. Der Hopfen, besonders die Hopfenwürze (das auf den Schuppen des Fruchtzapfens des Hopfens sich absetzende, aus 2 flücht. Oel, 52—53 riech. rothgelb. Harz 8—12 Hopfenbitter oder Lupulin bestehende gelbe Pulver) von milder narkotischer*), aber der erschlafften Magenschleimhaut wohlthuenden Wirkung, ist so einzig in seiner Art, und dem Lagerbiere so conform, dass es nicht wohl ersetzt werden kann**). Contraindicirt ist das Lager-, vollends das schwere Bier, aus obigem Grunde selbstverständlich den fetten starken, wenig beweglichen Personen, zumal den Phlegmatischen und Melancholischen, ferner den zum Fettwerden, zu Schlagfluss und zu Wassersucht Geneigten, den Kurzhalsigen, Gichtischen, Haemorrhoidalischen und Asthmatischen, den stark Geistigarbeitenden und Nervösen, vollends den Stubensitzern unter denselben.

Soll das Lagerbier ein gutes heissen, so muss es nicht zu jung sein: es muss blank, von Geruch und Geschmack rein und erfrischend, flüchtig bitter, nicht anhaftend bitter sein, beim Eingiessen mässig und so schäumen, dass die Luftblasen ein Weilchen Bestand behalten, nicht zu rasch zerplatzen und vom Glase nicht sofort loslassen. Ein sehr wichtiger und wesentlicher Zuwachs ist den curativ diätetischen Mitteln in der Einführung der Malzextracte gegeben, die als medicinisch diätetische Mittel gewissermassen die Kluft zwischen diätetischen und Arzneien ausfüllen, mit denen, wie mir es scheint, den Curen mit arzneilichen Bieren, den Kräutercuren ihre Eigenthümlichkeit und Nothwendigkeit sehr beschränkt worden sind; doch will ich darüber nicht absprechen und ihrer in dem folgenden Paragraphen gedenken.

*) Der Träger der narkotischen Wirkung ist nach Griessmayers Untersuchung ein coniinähnliches Alkaloid!

**) Der Hopfen kam im Jahre 500 auf dem Wege der Völker-Wanderung nach Europa; erst 822 wurde er in Deutschland angebaut.

§ 56. Das Malzextract, durch eine sorgfältige Abdampfung (am besten im luftverdünnten Raum, nach der von v. Liebig angegebenen Weise), einer kräftigen reinen ungehopften Würze erhalten, hat, wenn es frei ist von Zusätzen von Weingeist und anderen Dingen zu seinen Bestandtheilen: Wasser, Zucker, Dextrin, Extractivstoffe, Albuminkörper und Salze. Das Hoff'sche Malzextract unterscheidet sich von einem Evaporat eines guten Lagerbiers nicht wesentlich; das Trommer'sche steht in der Mitte zwischen diesem und dem Liebig'schen. Dieses scheint eine so günstige Mischung zu haben, dass es die Heilsamkeit der Molke und des Biers miteinander verbindet. Haas in Stuttgart fand in dem v. Liebig'schen Malzextract 26,2 Feuchtigkeit, 36,5 Zucker, (Malzzucker) 30,6 Dextrin, Extractivstoffe, Fette, 5,4 Albuminkörper mit 0,76 Stickstoff, 1,3 Aschenbestandtheile mit 0,56 Phosphorsäure. Es wird wohl mit gutem Grunde empfohlen (in der Dosis von einem Esslöffel voll für Erwachsene und einem starken Kaffeelöffel voll für Kinder, 3—4mal des Tages) als wirksames, vom Magen leicht angenommenes Mittel gegen chron. Husten, Heiserkeit, Stimmlosigkeit, Athmungsbeschwerden, Keuchhusten, Verschleimung, und insbesondere als ein vorzügliches Linderungsmittel bei chron. Reiz-Zuständen der scrophulös afficirten Schleimhäute der Kinder. Als arzneiliche Biere hat man Chinabier gegen hartnäckige Wechelfieber, Sassaparillabier, gegen veraltete rheumatische Krankheiten, Ingwerbier gegen Verdauungsschwäche empfohlen, bereitet aus Zucker oder Honig, Wasser, etwas Hefe und den Pulvern jener Arzneien. Die Braunschweiger Mumme (1489 von Chr. Mumme erfunden, ist in seiner Aechtheit ein vorzügliches arzneiliches Bier, was nicht in Vergessenheit kommen sollte.

In den Kräutercuren sind es weniger die Säfte der bezüglichen Gewächse als die strenge diätetische Methodik, welche hinsichtlich des täglichen Tisches, des Luftgenusses, der Hautcultur mit der Lampe'schen Cur verbunden wird, gleichwohl haben jene, allgemeine Mineralsalze und antreibende Bitterstoffe enthaltende Säfte, unter Umständen, eine reinigende, günstige Wirkung auf die tieferen Intestinal-Partieen. Kräutercuren sind besonders in Baiern: Aderholzen, Reichenhall, Kainzenbad, Kochel, Kreuth, Krumbad, Empfing eingerichtet: Heilig-Kreutz in Tyrol, Goslar im Harz, Arnstadt in Thüringen u. e. a. O. bieten sie gleichfalls dar. Von den Kräutersäften schliesst sich der

Malzextractur am meisten das Graswurzel- oder Queckenwurzelextract, Mellago Graminis, an: es enthält Zucker, Gummi, etwas Amylon, etwas Kleber und Salz, Bestandtheile, welche erklären, dass Graswurzeln von Pferden gern gefressen werden; man benutzt die dicksten und saftigsten Wurzeln. Es hat dieses billige, schöne diätetisch-medicinische Mittel, was sehr wohl ein Hauptbestandtheil des Arzneischatzes der Land-Geistlichen ausmachen könnte, gelinde nährende, auflösende, einhüllende, reizmildernde eröffnende Eigenschaften. In seiner prävalenten Beziehung auf die Unterleibsdrüsen kann es bei Unterleibsstockungen, in secundärer Wirkung bei Brustverschleimung eine sehr wohlthuende Anwendung finden. Zu der Kräutersaftcur dienen ausser dieser Wurzel, noch besonders Löwenzahn, Erdrauch, Stiefmütterchen; Bingelkraut, Dreiblatt, Lungenkraut, Wegebreit, Brunnenkresse, Beccabunge, Huflattig, Ampfer, Spinat u. e. a. In der Methodick der Lampeschen Kräutersaftcur sind die wesentlichsten Agentien: 1) ein mildes schwach nährendes Morgenfrühstück, am meisten Haferseim, 2) die Bewegung in freier Luft, 3) Friction des ganzen Körpers, mit der Hand, 4) Fichtennadeln- oder Calmuswurzel-Bäder, 5) musikalische Erfrischung des Gemüths, 6) ein einfacher Mittagstisch, ohne Gewürz und Sauce, von Obst nur reife Aepfel; Kern- und rohes Obst, Fette, Zucker, süsse Milch, gegohrne Getränke und Branntwein sind verboten, 7) ein Abendbrot aus abgeflösster saurer Milch, oder Wassersuppe, feinem alten Weissbrot, 8) Kräutertrank, Morgens und Nachmittags, in 2 bis 3 stündiger Verbrauchszeit, nach Massgabe der Leibesöffnung.

## Vierter Abschnitt.

### Physikalisch-chemische Bestimmungen.

§ 57. Dem praktischen Arzte wird es insgemein an hinreichender Zeit, genügenden Apparaten, insbesondere an analytischer Waage und massanalytischen Instrumenten, ferner an auskommlicher chemischer Specialkenntniss, mindestens Eingeübtheit derselben, fehlen, um eine zufriedenstellende physikalisch-chemische Untersuchung der bezüglichen Mittel der curativen Diätetik auszuführen, und die entsprechenden Vergleiche anzustellen. In den meisten Fällen würde darüber wohl auch die nähere und wichtigere Pflicht: die Pflege und Heilung der Kranken versäumt werden. Den Ausspruch verschiedener praktischer Naturforscher, z. B. G. Bischofs, Gorup Besanez's, dass eine grosse Zahl nach derselben Methode und von denselben Chemikern unternommener Analysen einen besonderen Werth haben, und mehr Anhaltspunkte zum Vergleich darbieten, als die nach ungleichen Methoden von verschiedenen Chemikern, wird jeder Sachverständige auf dem in Rede stehenden Gebiet für wohl begründet halten. Wenn es nun also im Allgemeinen gerathener ist, solche Untersuchungen Chemikern von Fach, akademischen oder pharmaceutischen, zu übertragen, so bleibt es gleichwohl ein Erforderniss, insbesondere für den, einem Physikat vorstehenden Arzt, ein theoretisches Verständniss von jenen Bestimmungen sich anzueignen, um auf dem Grunde wissenschaftlich-praktischer Universalität die Befähigung zur Kritik solcher Arbeiten zu besitzen; und damit zugleich zu beweisen, dass die wahrhaft wissenschaftliche Intelligenz der Kunst, wie der Technik und ihren Manualien erst die eigentliche Weihe verleiht. Es wäre übrigens sehr erspriesslich, für den praktischen Theil der academischen ärztlichen und pharmaceutischen Studien, wenn den Uebungs-Arbeiten der künftigen Praktiker gewisse praktische Typen unterbreitet würden, wodurch zugleich die Sicherheit und Zuverlässigkeit der Analytik viel gewinnen würde. Etwas Anderes ist es mit den rein wissenschaftlichen Arbeiten künftiger Chemiker, Physiker etc., denen man natürlich diese Beschränkung nicht auferlegen kann und darf.

Die erste Frage der bezüglichen physikalisch-chemischen Untersuchung betrifft insgemein die Eigenschwere oder das specifische Gewicht; sie ist nur für die Molken, den Trauben- oder Fruchtsaft hinsichtlich des Zuckers, der diese in Bezug auf Wasser verhältnissmässig schwerer, für den Wein, hinsichtlich des Weingeists, der jenen verhältnissmässig leichter macht als das Wasser, von einiger Bedeutung.

Man bestimmt die Eigenschwere einfach durch den Gewichtsunterschied gleicher Volumina oder Raumtheile destillirten Wassers und der zu bestimmenden Flüssigkeit, nachdem man aus dem entsprechend vorgerichteten Gewichtsfläschchen die anhängenden Luftbläschen verjagt hat, bei einer Temperatur von 12,5 R. oder 15,6 C. Für die Bestimmung des Mostes, dessen spec. Gewicht im Allgemeinen steigt mit der Vermehrung des Zuckergehalts, ein Most von 1,09 z. B. enthält c. 23,4 pCt. Zucker, hat man besondere Most-Wagen (am meisten in Gebrauch ist die von Oechsle), ähnlich den Aërometern; sie sind aber, selbst für den gewöhnlichen praktischen Zweck insofern nicht immer zutreffend, als neben dem Zucker auch Gummi, Schleim, Pektin oder Pflanzengallert vorhanden sind oder sein können, welche eine ähnliche Eigengewichtszunahme verursachen, wie der Zucker. Man entzieht die Gewichtsbestimmung am besten dieser Mangelhaftigkeit, wenn man, um jene Neben-Stoffe bis auf in der Flüssigkeit restirende Minimaltheile niederzuschlagen, ein bestimmtes Mass der fraglichen Flüssigkeit mit zwei Massen heissen Alkohols versetzt, das Gemisch einige Stunden ruhig stehen und damit wieder bis zu der vorigen Temperatur zurückgehen lässt, dann davon genau anderthalb Masse klarer, nöthigenfalls durch ein Flanellpapierfilter filtrirter Flüssigkeit abgiesst, um sie bis zu $^3/_4$ Massen zu verdunsten, und in dem Gewichtsglase mit ebensoviel dest. Wassers zu verdünnen, dass wiederum jenes bestimmte erste Mass der fraglichen Flüssigkeit erreicht ist.

Die nächste Frage wird die nach dem Luftgehalt sein, nach der Menge der Kohlensäure, in moussirenden Weinen und Bieren.

Man treibt die Kohlensäure in der Siedehitze des Wassers aus, indem man mittelst eines mit dem Kochgefäss luftdicht vereinigten Entwicklungsrohrs die Luft in eine Luftmassröhre leitet, und das Volumen des kohlensauren Gases mittelst Absorption durch caustisches Kali und Berechnung bestimmt.

§ 58. Alle Flüssigkeiten mit organischen Substanzen, namentlich mit Zucker, zuckrigen und eiweissstoffartigen Substanzen erleiden früher oder später eine fermentative Zersetzung, wenn sie nicht davor durch besondere Umstände und Mittel bewahrt werden. So nahmen z. B. Berthelot und de Fleurieu wahr, dass ein Liter Most, was im October 7 Grammes Weinsteinsäure zeigte, nach 14 Tagen zu Wein geworden, nur 5 Grammes von der Säure enthielt; und fraglich blieb es, was aus der übrigen Säure geworden. Mitscherlich fand in dem kalten Auszuge von Roggen, Weizen, Gerste mittelst der Trommer'schen Probe nur 0,01 pCt. Gummi und Zucker; nachdem nun aber der Auszug einige Zeit gestanden hatte, zeigten sich schon merklichere Quantitäten. Kroker fand in ähnlicher Weise, dass das Auswaschwasser von Roggen und Weizen Minima von Zucker enthielt, die aber nicht aufkamen, wenn zur Vermeidung der modificirenden freien Säure die Auswaschung mit kalkhaltigem destillirtem Wasser geschah. Ein Hippursäure enthaltender Harn gewinnt, wenn er zu fauliger Zersetzung neigt, durch Spaltung der Hippursäure, Benzoësäure und Glycerin. Eine Reihe bezüglicher vergleichender Versuche haben mich gelehrt, dass schon sehr geringe Zusätze von Chloroform das brauchbarste, für sehr lange Zeit sichernde Conservationsmittel sind. Für den Fall des Gehalts an proteïnöser Substanz kann das Chloroform diese allmälig (nicht sogleich) coaguliren und niederschlagen; das wird aber verhindert, wenn Essigsäure, und falls man diese zu vermeiden hat, Phosphorsäure hinzugesetzt wird, vergl. § 60. Früher hatte ich dem Kreosot, wenigstens zur Erhaltung thierischer Flüssigkeiten den Vorzug gegeben; nun aber ziehe ich, nach entscheidenden Versuchen, das Chloroform allen andern Mitteln vor, wenn es sich darum handelt, pflanzliche und thierische Flüssigkeiten für eine ruhige sorgsame Analyse vor Zersetzung zu bewahren. Diese Bewahrung ist oft sehr wichtig, wo die Flüssigkeit nicht eingedampft und ausgetrocknet werden kann und soll, wenn die Zerlegungs-Arbeit zeitraubend ist. Es gelang mir nicht, organisirte Substanzen wie z. B. von den Sehorganen den Humor vitreus, die Krystalllinse, von Pflanzen Aepfel, Birnen, Nüsse, Rosenknospen u. dgl. durch Chloroform-Dunst vor Destruction, wenn auch vor Fäulniss und Gährung zu bewahren. Dagegen habe ich Most, Aepfel-, Rosinen-, Feigen-, Citronensaft, diabetischen und gesunden Harn, Aufgüsse von diversen Pflanzentheilen, die Auflösungen von weinsteinsaurem Kali, Weinsäure, Brechweinstein, Gummi, Traubenzucker, Dextrin u. a. m. vor jeglicher Zersetzung schon seit zehn Jahren bewahrt, so dass die genannten Flüssigkeiten wie frische sich verhalten. Milch mit Chloroform geschüttelt, bleibt auffallend lange ungeronnen. Dabei wird der wesentliche Vortheil erreicht, dass sich das bloss mechanisch Eingemengte, durch Adhäsion Getragene in verhältnismässig kurzer Zeit vollkommen ausscheidet. So habe ich in diesen Tagen ein Primelwurzeldecoct unter Händen, welches, mit einer geringen Menge Chloroforms geschützt, mittelst mehrmaligen Schüttelns durch die Flüssigkeit gleichmässig vertheilt, nach zweien Jahren Stehens (ohne Chloroform-Zusatz geht es bald in Gährung) den grössten Theil des Pektins abgesetzt hat, und nun aufgekocht, um das Chloroform zu verjagen, durch ein Flanellpapier-Filter leicht filtrirbar ist, was ohne jene Procedur gar nicht möglich ist. Bouchardat schlug zu ähnlichen Zwecken Aether-Zusatz vor; er steht aber dem Chloroform bei weitem nach. Weiterhin fand ich, dass auch schon Augend in Constantinopel das Chloroform als Conservationsmittel für thierische Substanzen vor anderen Mitteln hervorgehoben hat.

§ 59. Zur Entscheidung, wie viel Festes, wie viel Flüssiges Molken, Bier, Wein u. a. enthalten, kann nur die Verdunstung einer gewogenen Menge führen. Stein meint, dass man nicht gern organische Substanzen bei 120—140° C. trocknen dürfe, und Vogel sagt, Wein dürfe nur bei 100° evaporirt werden; er räth an, durch das Destillationsgefäss einen trocknenden Luftstrom zu leiten. Damit stimmen die Versuche O. Knab's, dass schon bei einer Temperatur über 100° C. hinaus der Traubenzucker sich zu bräunen beginnt, und in Bezug auf das Bierextract Griesmayer's, dass merkliche Antheile Glycerin und Bernsteinsäure über 100° C. mit den Wasserdämpfen flüchtig werden. In einigen Fällen wird eine genaue Bestimmung die Verdunstung bei 100—110°, unter Umgebung von kohlensaurem Gase, in anderen die im Vacuo über conc. Schwefelsäure erheischen. Ich bediene mich zur schliesslichen Verdunstung des Extracts, und zur Bestimmung des festen Rückstandes eines blechenen Kochgefässes mit doppeltem Boden, nach Art des Berzelius'schen Austrocknungsgefässes für die Elementaranalyse: im Inneren desselben steht das auszutrocknende Extract in einer flachen Porcellanschaale auf einer Lage von Aetzkalk in nussgrossen Fragmenten.

Eine bezügliche allgemeine analytische Bestimmung der Bestandtheile würde in folgenden Proceduren bestehen: 1) Verdunstung bis zur Trockne und Gewichtsbestimmung des Festen; 2) Versetzung des Evaporats mit Weingeist und Kochung mit demselben, um die proteïnösen Stoffe vollständig zu coaguliren; sind Chloroform und Essigsäure oder Phosphorsäure zur Conservation angewandt worden, so müssen diese Säuren zuerst wieder entfernt werden, erstere durch Eintrocknung, wie es also schon mit 1) geschieht, die andere durch Neutralisation mit Magnesia. Nachdem der Weingeist abdestillirt worden, behandelt man 3) den Rückstand mit Wasser, um zunächst die Masse zu sondern in eine auflösliche, welche Zucker, Gummi, Dextrin u. dgl. enthält, und in eine andere unauflösliche, welche die coagulirten Proteïne, Amylon, Pektin u. dgl. in sich schliesst. Beide Antheile, jene, nachdem sie wieder eingetrocknet, werden durch Ausziehen mit Aether und Alkohol (nicht selten ist zur vollständigen Entfettung Terpentinöl oder Chloroform erforderlich) entfettet, und das Fett bestimmt. Aus der in möglichst geringer Quantität Wassers gelösten zuckerartigen gummösen Masse werden durch Weingeist das Gummi und Dextrin ausgefällt, der Weingeist dann wieder im Destillationsgefäss abgezogen, der Rückstand in Wasser aufgelöst, filtrirt und nun mit essigsaurem Blei gefällt, um aus diesem Niederschlag, nachdem er l. a. mit Schwefelwasserstoffgas behandelt worden, die durch Bleisalz fällbaren Bestandtheile zu gewinnen; das essigsaure Filtrat wird nun neutralisirt und dann mit Barythydrat behandelt, wodurch Niederschläge von Wein-, Trauben-, Citronen-, Aepfel- und Phosphorsäure entstehen oder entstehen können. Nun verdunstet man wieder das Filtrat zur Trockne, um den Zucker durch Weingeist oder Weingeist mit Wasser auszuziehen. Die speciellere Scheidung wird in den folgenden Paragraphen verfolgt werden.

§ 60. Weingeist. Selbstverständlich kommt nur wegen Wein und Bier die Bestimmung desselben in Betracht, zu deren

Vorbereitung die Destillation nothwendig ist. Selten ist es wohl, dass ausser Weingeist noch. andere flüchtige Bestandtheile im Wein und im Bier zu berücksichtigen sind. Geringe Mengen von Essigsäure wird die Praxis allerdings in manchen Fällen zu beachten haben. dagegen sind die Beimischungen von aromatischen Theilen, von Buttersäure, Trimethylamin erfahrungsmässig so winzig, dass ihr Vorhandensein nur durch den Geruch direct oder indirect durch gewisse Zusätze ermittelt werden kann. In Bezug auf die Essigsäure des Biers und Weins, die bei Zimmer-Wärme und Luft-Zutritt merklich zunimmt (Minima können auch im besten Wein sein, und fast jeder ächte Cognac giebt ein schwach säuerliches Destillat), setzt man dem Destillandum etwas kohlensauren Kalk hinzu, um dann den Destillations-Rückstand einzutrocknen, ihn mit etwas Knochenkohle zu vermischen, hierauf mittelst heissen Alkohols den essigsauren Kalk auszuziehen, den Auszug in einer Retorte im Wasserbade bis zur Trockne zu verdunsten, dann, mit saurem Kalisulphat gemischt, die Essigsäure auszutreiben, und sie in destillirtem Wasser aufzufangen, in welchem frischgefällter kohlensaurer Baryt aufgeschlämmt ist, endlich aus dem gebildeten essigsauren Baryt, nachdem er von dem überschüssigen kohlensauren Baryt gesondert ist, mit Kalisulphat das Gewicht der Essigsäure zu bestimmen. Was die aromatischen oder die geringen Naphtha-Antheile anbelangt, so sei hier nur bemerkt, dass ein Zusatz von Schwefelsäure zu ächtem Rum ein eigenthümliches Arom entwickelt, was bei unächtem nicht stattfindet. Der Cider enthält nach Pierre etwas Buttersäure, als ein Product der Gährung, wie denn auch ein bei höherer Temperatur gährender Traubensaft angeblich Minima von Butter-, Essig- und wohl auch Baldriansäure-Naphtha enthalten soll. E. Ludwig giebt von österreichischen Landweinen an, dass sie Spuren von Trimethylamin, als Gährungsproduct enthalten oder doch enthalten können, das sich kund thut, wenn man den Weingeist abzieht, den Rückstand mit Natronlauge vermischt, abermals destillirt, so lange das Destillat noch eine alkalische Reaction gewinnt, dann dasselbe mit Schwefelsäure sättigt, zur Trockniss verdampft und aus dem Sulphat-Gemenge von Ammoniak und Trimethylamin letzteres mittelst absoluten Alkohols auszieht. Dieser Auszug wird nun evaporirt, dann mit Natronlauge destillirt, das flüchtige Trimethylamin in Salzsäure gebunden, diese

Salzflüssigkeit concentrirt, darauf mit einem entsprechenden Quantum Platinchlorid versetzt, und unter der Luftpumpe zu einem orangegelben octaedrisch krystallinischen Rückstand verraucht, aus welchem man mittelst caustischen Kalis und etwas Wassers ein Gas entbindet, was wie Häringslake riecht und mit leuchtender Flamme brennt. Nach Alex. Müller soll das Trimethylamin ein Product der Fäulniss der Hefe (der Hefepilzchen) sein. Hinsichtlich des Weingeists nun destillirt man von dem fraglichen Wein, Bier dort von 90 Volumina c. 60, hier von 100 c. 75 unter gehörigen (von v. Weigel, von v. Liebig eingeführten) Kühlvorrichtungen, am besten zuletzt durch eine lange Glassröhre ab, so dass schliesslich Wasserdämpfe in die Retorte ein- und ausströmen. Man versetzt die abgekühlten 60 Vol. mit 30, die 75 mit 25 Vol. destillirten Wassers bis zu den genommenen 90 und 100 Volumina, und prüft dann mit dem Aerometer, nach dessen Dimensionen man sich also bei der Arbeit richten muss, bei 15,6 C. Hinsichtlich dieses Vergleichs ist es jedenfalls am richtigsten, einen absoluten Alkohol zum Grunde zu legen wie es für die sehr brauchbare Tabelle Drinkwater's geschehen ist, indem man den Weingeist von 0,850 erst über Pulver von roth geglühter Pottasche, dann über roth geglühtem Kalk, welcher letztere zur Darstellung eines absolutem Alkohols am geeignetsten zu sein scheint, bei verhinderten Luftzutritt abzog, und so einen absoluten Alkohol von 0,793 spec. Gew. gewann. Um den Alkoholgehalt des Weins zu bestimmen, verfährt Scheeffer also: 10 Cub. C. met. Weins, der mittelst einer 10 C. C. fassenden Pipette in den Destillationskolben gebracht worden ist, werden durch einen Kühlapparat in eine als Vorlage dienende in C. C. getheilte Bürette, zu der ein als Aërometer dienender Schwimmer, der mit 10 pCt. Weingeist ein gleiches spec. Gewicht hat, passt, 5 C. C. abdestillirt. Nun wird der Schwimmer in die Bürette gebracht, dessen Volumen aus dem Steigen der Flüssigkeitssäule sich ergiebt, und zuletzt so viel Wasser hinzugesetzt, bis der Schwimmer gerade die Oberfläche der Flüssigkeit mit seinem oberen Ende berührt, in welchem Falle jene das spec. Gewicht des 10 proc. Alkohols besitzt. Die Empfindlichkeit des Apparats ist, wie Scheeffer meint, so gross, dass schon ein Tropfen Alkohol oder Wasser ein Fallen oder Steigen des Schwimmers bewirkt. Der Alkoholgehalt des Weins wird direct in Volumenprocenten durch die Menge der Flüssigkeit in Cub. Cent. nach Abzug des Volumens des Schwimmers ausgedrückt. Findet man z. B. nach Abrechnung des Schwimmers 12 C. C. Flüssigkeit, so enthält diese 1,2 C. C. Alkohol; da dies aber die aus 10 C. C. erhaltene Menge ist, so sind in 100 C. C. 12 C. C. Alkohol enthalten; Gleichheit der Temperaturen wird vorausgesetzt. Reischauer schlägt vor, die Spiritusdämpfe aus dem Evaporationsgefäss in ein Glas, was ein bestimmtes Volumen einer mit Schwefelsäure versetzten titruirten Auflösung von Kalibichromat enthält, zu leiten, welches unter Bildung von Chromoxyd den Weingeist in Essigsäure verwandelt; um aus der Menge des Chromoxyds oder des Verlustes an Chromsäure die Menge des Weingeists zu berechnen. Marquart's neuester Weingeistmesser, zur Bestimmung der kleinsten Mengen Alkohols in Wein, Bier, Branntwein, überhaupt in allen durch Gährung entstandenen weingeistigen Flüssigkeiten, bestehend aus Weingeistlampe, Kühlapparat, Kochflasche, graduirtem Cylinder, Alkoholometer und Thermometer u. s. w. scheint mir eine empfehlenswerthe Vorrichtung zu sein.

§ 61. Albumin, Caseïn, Molken, Milch, Lactoproteïn. Die Bestimmung der Milch ist hier eigentlich nicht indicirt: sie ist in ähnlicher Weise wie die der Molken auszuführen. Im § 32 ist bereits bei der Natur der Milch auch von dem Lactoproteïn, einer eiweissartigen Substanz, welche E. Millon und A. Commaille in der Milch annahmen, gesprochen worden. Nach denselben soll die Analyse der Milch also ausgeführt werden: man vermischt dieselbe reichlich mit destillirtem Wasser, setzt einige Tropfen Essigsäure hinzu, und schüttelt die Flüssigkeit mehrmals um. Es bleiben in der säuerlichen Molke: Eiweissstoff, Lactoproteïn, Milchzucker und Salze aufgelöst, während ein Gerinnsel von butterhaltigem Käsestoff niederfällt, was man erst mit wenigem Wasser, dann mit 40 procent. Weingeist abwäscht, weiter zwischen feinen leinenen Läppchen oder Fliesspapier drückt und presst, nun in absolutem Alkohol vertheilt und einige Zeit seiner Wirkung überlässt. Auf ein Filter gebracht, wird das Gerinnsel mit einem Gemisch von Aether und Alkohol gewaschen, so lange als die Tropfen, auf einem Glase verraucht, noch Fettgehalt zeigen. Durch Verdunstung des geistigen Solvens gewinnt man dann das Fett (die Butter), das nun noch über Schwefelsäure entfeuchtet werden mag. Möglicherweise kann es etwas Cholestearin enthalten. Das Butterfett ist hauptsächlich ein Inhalt der Butterkügelchen in der Milch, deren Häutchen dem Aether, sowie schwachen alkalischen Flüssigkeiten widerstehen; Sahne mit Terpentinöl verrieben lässt die Kügelchen unter dem Mikroskop am deutlichsten erblicken. Das Quantum des Käsestoffs ergiebt der Rückstand von der Alkohol-Aether-Behandlung, nachdem er bei 110° getrocknet worden ist. Aus einem Drittel jener Molke wird nun durch Kochen und Rühren der Eiweissstoff abgeschieden, das Gerinnsel abfiltrirt, erst mit dest. Wasser, dann mit Alkohol-Aether gewaschen, endlich im Wasserbade getrocknet. In einigen Fällen gerinnt die Milch (Frauenmilch ist gemeint), nicht bei Zusatz von Essigsäure allein, sondern erst durch gleichzeitige Beimischung von Alkohol, wo man dann die Fällung von Caseïn und Albumin zu scheiden hat. Aus dem obigen Filtrat schlagen nun einige Tropfen salpetersaures Quecksilber oder auch schwefelsaures Quecksilber das Lactoproteïn nieder. Aus diesem Niederschlag wäscht man mit schwach salpetersäuerlichem Wasser das anhängende Quecksilbersalz vollständig aus, spült ihn noch mit Alkohol und Aether ab, um ihn dann zu trocknen: in 100 Gewichtstheilen sind c. 80 pCt. Lactoproteïn. In einem andern Drittel bestimmt man den Milchzucker durch die Fehling'sche Probe; es sollen 137,5 Milchzucker, 100 Rohrzucker entsprechen. Endlich das letzte Drittel benutzt man zur Einäscherung und Aschenbestimmung. Biddert bemerkt von der Frauenmilch, dass sie, durch Versetzung und Schütteln mit Alkohol-Aether von dem Caseïn und dem Fette befreit, nach 10—24stündigem Stehen kleine glänzende Krystalle von Milchzucker absetzte.

Die Sonderung des Albumins von Caseïn, die Bestimmung von Kleber oder Pflanzenleim, Legumin lassen noch viel zu wünschen übrig, zumal man in Bezug auf Albumin vielfachen Modificationen desselben begegnet. Wie im § 32 bereits bemerkt, soll nach Hoppe und einigen Anderen das Caseïn in der Milch ein bleibender Bestandtheil sein; Andere haben das Gegentheil gelehrt. Gorup Besanez sagt dabei, dass das hinsichtlich der Milch ein unfruchtbarer Streit sei, da die Albuminate so vielfache Uebergänge in einander machen, dass kaum eine Reaction der zu ihrer Diagnose angewandten Mittel, constant und allgemein gültig genannt werden kann. Nachdem ich mich lange um eine solche bemüht hatte, wobei ich sah, dass Hoppe's Mittel nicht zum Zweck führt, fand ich doch zuverlässigere Reactionen auf, das Albumin neben dem Caseïn in der Milch genau zu erkennen und zu bestimmen. Zunächst ist es wesentlich, dass man für die Diagnose der genannten Substanzen immer mit einer Auflösung derselben in Essigsäure experimentirt. Bei genügender Menge von concentrirter Essigsäure lösen sie sich sämmtlich in dieser Säure, so auch in Phosphorsäure, auf, sie mögen durch Kochen oder Salpetersäure oder Weingeist coagulirt worden sein, wie denn auch die Milch bei reichlicherem Zusatz von concent. Essigsäure nicht coagulirt. Diese essigsauren Solutionen werden durch Kochen, Weingeist, Salzsäure und Salpetersäure nicht gefällt. Dass die Milch einen Theil des Caseïn als Caseïnat enthält, erwies sich mir erst dadurch, dass ich von gleichen Gewichtstheilen Milch den einen vor der Eindunstung, Verkohlung und Einäscherung mit Salzsäure versetzte, den andern nicht: jener enthielt noch einmal soviel Chlornatrium, lieferte noch einmal soviel Chlorsilber wie der andere. Geschrieben steht in den Lehrbüchern der Thierchemie, dass Magnesiasulphat und Calciumchlorid die Auflösung des Caseïns in Essigsäure fällen, während Albumin, Legumin, Kleber nicht niedergeschlagen werden; es scheint aber diese Eigenschaft analytisch nicht benutzt worden zu sein, die gleichwohl in Combination mit dem Hoppe'schen Mittel der Unterscheidung des Albumins einen noch grösseren Werth hat. Mischt man zur Auflösung des Caseïns, wie der Milch in Essigsäure (letztere bleibt natürlich durch das Fett mehr und weniger trübe) etwas Eiweiss, und fügt dann Magnesiasulphat hinzu, so fällt, wenn die Flüssigkeit nicht zu scharf sauer ist, das Caseïn als Caseïn-Talk heraus, der leicht abfiltrirt werden kann, während das Albumin in der Auflösung bleibt, aus welcher es dann, nachdem jene neutralisirt worden, durch seine bekannten Fällungsmittel (Kochen, Weingeist, Salpetersäure) abgeschieden werden kann. P. Liborius hat die von verschiedenen Chemikern: Berzelius, Scherer, Haebler, Hoppe, Seyler, Menu u. A. empfohlene quantit. Eiweissbestimmungen geprüft. Es giebt nach ihm die Methode der Fällung durch Alkohol gegenwärtig noch die genauesten Resultate. In Bezug auf die Empfehlung einer mit Gerbsäure zu bewerkstelligenden Titrirmethode soll man diese nach Girgensohn so anwenden, dass man die zu untersuchende Flüssigkeit mit Kochsalz versetzt, dann das Albumin mit Tannin fällt, den Niederschlag mittelst Wasser entsetzt, dann mit heissem Alkali den Gerbstoff auszieht, darauf trocknet und wägt. Magnesiasulphat ziehe ich dem Chlorcalcium vor. Wenn man Eidotter entfettet, und dann durch heisse Essigsäure und Wasser in Auflösung setzt, so zeigt die Anwendung des Magnesiasulphats gegen die Angabe mehrerer Zoochemiker, dass in dem Dotter kein Caseïn ist; schon der Zusatz einer sehr geringen Menge Caseïns giebt sogleich einen Niederschlag. Es kann nun aber auch das Albumin von dem Caseïn noch auf folgende Weise unterschieden werden: man lässt die mit Acet. concentr. versetzte eiweisshaltige Milch auf einem flachen Porcellan- oder Glasgefäss eintrocknen, wobei sie erst wie gallertartig, dann weiss und zerreibbar wird, und zwar unter völliger Abdunstung der Essigsäure (auch die Niederschläge des Caseïns mit Salzsäure und mit Salpetersäure verlieren an der Luft allmälig ihre Säure). Giesst man nun Wasser auf den Rückstand, so bleibt das Caseïn im unlöslichen Zustande zurück, während das Albumin sich auflöst. Ferner kann man beide proteïnöse Substanzen dadurch von einander sondern, dass man die albuminhaltige Milch mit etwas Chloroform schüttelt und nun Pepsin hinzusetzt (es wird dessen wundersame Wirkung durch Chloroform bei kürzerer Einwirkung, nicht merkbar beeinträchtigt); es fällt dann das Caseïn ganz oder doch fast ganz heraus, während das Albumin aufgelöst bleibt.

§ 62. Bestimmung des Zuckers. Zur Bestimmung des Zuckers im Most (100 enthalten c. 16—24 pCt.) versetzt man denselben, nachdem er durch Verdunstung concentrirt und geklärt worden, cf. § 58, reichlich mit Alkohol, um Pektin, Gummi u. s. w. abzuscheiden, schüttelt die restirende erwärmte Flüssigkeit mit frisch gefälltem kohlensauren Baryt, filtrirt dann, und evaporirt das Filtrat, um den Zucker zu erhalten. Die alte Bestimmungsweise des Zuckers durch Gährung mittelst Zusatzes von Hefe hat immer noch viel für sich, wenn sie nur eingeübt und in dem Will-Fresenius'schen Instrument ausgeführt wird. 100 Kohlensäure entsprechen 204—205 Traubenzucker. Nach Bergeron bringt man in zwei in einer Quecksilberwanne stehende graduirte Röhren von gleichem Volumen, in die eine zwei Cubikcentimeter einer titrirten Lösung von Traubenzucker und in die andere ein gleiches Volumen der zu untersuchenden zuckerhaltigen Flüssigkeit; ist diese säuerlich, so kann man sie durch etwas Kalkwasser neutralisiren. Zu dem Inhalt beider Röhren setzt man dann ein Stückchen frischer Hefe und lässt gähren. Nun notirt man die verschiedenen, in beiden Röhren während der Gährung entstandenen Gasvolumina, und durch einfache Proportionsrechnung erfährt man die in der zu bestimmenden Zuckerflüssigkeit vorhandene Menge Zucker. In den meisten Fällen, namentlich bei kleinen Mengen von Zucker, kann es gut sein, die Probe durch Bleisalzzusatz u. s. w. zu sichern. Sowohl für die Bestimmung des Zuckers durch den Polarisationsapparat, wie durch die Fehling'sche Flüssigkeit ist es dienlich, die Flüssigkeit durch reichlichen Zusatz von Alkohol und Erhitzen zur Absonderung des Albumins, Caseïns u. s. w. dann Entfärbung mittelst Kohle durch Bleizusatz u. s. w. bestimmbarer zu machen, und für die optische Probe (in dem Mitscherlich'schen oder Ventzke'schen Apparat) kann es auch, falls die Flüssigkeit merklich gefärbt ist, zweckmässig sein, sie mit etwas unterschweflichsaurem Natron und Phosphorsäure und etwas Chloroform im Sonnenlicht vorzubereiten. In Bezug auf die Kupferprobe benutzt man am besten die mit Alkali versetzte weinsteinsaure Kupferauflösung oder eine Flüssigkeit aus 2 Gew. Th. Kupfervitriol, 6 Kalitartrat, 3 Kalicarbonat, 30 Aetznatronflüssigkeit von 1,12 sp. G. und 58 dest. Wasser; von dieser Flüssigkeit enthalten 1000 Gew. Th. 34,50 Kupfersulphat, welche 5 Gew. Thl. Traubenzucker entsprechen. Die zuckerhaltige Flüssigkeit wendet man verdünnt an, so dass etwa nur 1—2 pCt. Zucker darin sind, erhitzt sie bis zum Sieden, und setzt so lange tropfenweise die Kupfersolution hinzu, als noch Reduction zu Kupferoxydul erfolgt. Dieses wird dann mittelst Salpetersäure und Glühen zu Kupferoxyd umgewandelt. Es entsprechen davon 39,7 genau 31,7 Kupfer und 317 Kupfer genau 180 Traubenzucker oder 171 Rohrzucker. Nach Fehling nimmt man zur Kupferprobe 1 Kupfervitriol, $3^1/_2$ weinsteinsaures Kali, 4 destill. Wasser und 15 Natronlauge von 1,12 specif. Gewicht: die Flüssigkeit scheint sich sehr lange unverändert zu erhalten, und beim Kochen kein Oxydul abzusetzen; auch haben, nach Fehling, Schleim, Pektin, Gummi keinen Einfluss darauf. Der durch Bleisalz-Niederschlag vorbereitete Traubensaft soll sich wie der ungefällte verhalten, der mit Bleisalz vorbereitete Aepfelsaft aber dann etwas weniger Zucker angeben. Campani empfiehlt die Anwendung eines Gemisches einer concent. Solution von basischem Bleiacetat mit einer verdünnten Lösung von Kupferacetat als ein empfindliches Reagens auf Glukose und auf Milchzucker. Zum qualitativen Nachweis der Gegenwart von Zucker sind noch verschiedeneReactionen vorgeschlagen worden, die aber bei weitem mehr Relativität an sich tragen, als die bisherigen: Basisches salpetersaures Wismuth wird mit einer Milch- oder Traubenzucker enthaltenden Flüssigkeit, der noch etwas Sodaauflösung zugesetzt worden, geschwärzt, wie es andere organische Substanzen, namentlich Mannit und Rohrzucker nicht thun sollen. Nach Gentele entfärbt und reducirt der Traubenzucker eine mit freiem Alkali versetzte Kaliumeisencyanidauflösung, wie es Rohrzucker, Dextrin, Stärkegummi, Citronen-, Essigsäure, Bernsteinsäure nicht bewirken, wohl aber Klee- und Weinsteinsäure und ihre Salze. Wird eine Auflösung von Rohrzucker in 30 bis 40 Wasser mit conc. Salzsäure gesäuert, dann bis c. 60° erwärmt, so geht der Zucker in Traubenzucker über, und nun mit Soda neutralisirt, kann jene Probeflüssigkeit angewendet werden. Gentele hat eine ähnliche massanalytische Vorrichtung construirt wie die Fehling'sche, letztere ist jedoch wie Stammer u. A. bemerken bei weitem vorzuziehen. Gentele will durch Versuche mit Gemischen von Rohrzucker und Traubenzucker gefunden haben, dass sich dieselben mittelst des Kaliumeisencyanid - Instruments bis auf $^1/_{10}$ pCt. genau bestimmen lassen, d. h. dass man, nachdem zunächst der Traubenzucker bestimmt worden, dann durch Verwandlung des restirenden Rohrzuckers in jenen auch diesen ermittelt. — Wird die Fehling'sche Probe so eingerichtet, dass sie mit der Genteleschen correspondirt, so giebt sie in dem Falle, wo Dextrin vorhanden ist, einen grösseren Traubenzuckergehalt an, und die Differenz zwischen den Angaben beider Proben kommt dann auf Rechnung des Dextrins, so dass also die Möglichkeit gegeben ist, den Gehalt eines Gemisches von Rohrzucker, Traubenzucker und Dextrin auf massanalytischem Wege zu bestimmen. Als eine Zucker-Probe dient nach Mulder auch Indigblauschwefelsäure: wenn man diese einer wässerigen oder spirituösen Flüssigkeit, die Trauben- und Fruchtzucker enthält, dann tropfenweise Pottascheauflösung hinzusetzt, so wird der

Indig entfärbt. Nach Löwenthal ist eine Auflösung von 1 Weinsteinsäure, 4 kryst. Soda, 8,3 Wasser, der man $^1/_{10}$ Eisenchlorid hinzufügt, siedet und filtrirt zu einer klargelben Flüssigkeit ein empfindliches Reagenz auf Traubenzucker: wird von diesem etwas hinzugesetzt und erhitzt, so trübt sich die Flüssigkeit, und setzt einen voluminösen Niederschlag von Eisenoxyd ab. Eine gute qualitative Probe auf Zucker im Allgemeinen besteht darin, dass man das süsse Filtrat von der Verdunstung mit frischgefälltem kohlensaurem Baryt und Behandlung mit Weingeist, nachdem es eingetrocknet, mit Braunstein und Schwefelsäure in Ameisensäure verwandelt.

§ 63. Dextrin, Gummi, Schleim, Pektin, Amylon. In den meisten Fällen ist es jedenfalls besser, den Zucker durch Alkohol von den schleimigen Substanzen zu scheiden, und diese dann für sich zu haben.*) Das Dextrin hat ausser der optischen Differenz die Eigenthümlichkeit, dass es, mit verdünnter Schwefelsäure oder Salzsäure erhitzt, in Traubenzucker übergeht, und so indirect bestimmt werden kann; auch wird es zum Unterschiede von Gummi und Schleim durch Salpetersäure nicht in Schleim- sondern in Kleesäure umgeändert. Nachdem man nun das durch Alkohol Gefällte auf ein Filter gebracht und mit heissem Weingeist abgespült hat, löst man es wieder in destillirtem Wasser auf und versetzt dann das durch Flanellfiltrirpapier bewirkte Filtrat mit basischem Bleiacetat: Dextrin

*) Günsberg meint, dass man der beschwerlichen und unvollkommenen Gummi-Bestimmung eine volumetrische durch Alkohol vorziehen könne, auf umgekehrtem Wege, wie er den Alkoholgehalt in zuckrigen Lösungen mittelst Gummi quantitativ nachweist; doch wollte sich dies bei der Bierwürze nicht bewähren, wie G. meint, wegen eines noch weiter zu erforschenden abändernden Einflusses der im Biere befindlichen säuerlich gelösten Pflanzenleime. Setzt man zu einer kalten säuerlichen Eieralbumin-Auflösung ein entsprechendes Quantum Dextrinauflösung, so entsteht eine starke Fällung von Eiweiss, welche sich weder im Ueberschuss von Säure noch im Dextringummi auflöst. Aber hinsichtlich des Gummiarabicums löst ein geringster Ueberschuss desselben das gefällte Albumin wieder auf; doch die angesäuerte Albuminlösung, welche vorher durch Erhitzen nicht gerann, gerinnt nun bei Gegenwart von Gummi. Diese bemerkenswerthe Fällbarkeit der essigsäuerlichen Eiweissauflösung durch Gummi und Dextrin kann ich bestätigen; auch Legumin, Kleber, Caseïn erleiden sie. Günsberg ist geneigt dieser chemischen Beziehung des Gummi zu den Eiweissstoffen eine besondere physiologische Bedeutung zuzuschreiben.

und Zucker werden nicht gefällt. Mittelst Schwefelwasserstoffs trennt man nun das Gummi vom Blei ab. Durch Zusammenschütteln der Flüssigkeit mit frischgefälltem Bleioxydhydrat wird das Gummi nicht ganz ausgeschieden, auch bleibt die milchigte Flüssigkeit lange unfiltrirbar. Mit dem Gummi kann nun noch Schleim verbunden sein, von dem es nur schwer zu sondern ist; die Sonderung gelingt noch am besten, wenn man eintrocknet und nun das Gummi, was im Wasser auflöslich ist, aus der Masse auf dem Filtrum auswäscht, da der Schleim nur aufquillt, und nicht durch das Filtrum geht. — Nach Barford lässt sich die Reinheit des Dextrins in Bezug auf Traubenzucker durch essigsaures Kupfer prüfen und kann man dieses mit Vortheil zum Nachweis des Traubenzuckers nicht nur neben Rohrzucker, sondern auch neben Milchzucker anwenden. In der Würze und im Biere bestimmt man das Dextrin dadurch, dass man es durch Ueberhitzung der mit Schwefelsäure angesäuerten Flüssigkeit in Zucker überführt; die durch Abzug des praeexistirenden Zuckers von dem gefundenen Gesammt-Zucker erhaltene, dem Dextrin entsprechende Zuckermenge wird durch Multiplication mit 0,9 auf Dextrin berechnet. Dextrin unterscheidet sich vom Gummi, dass dieses durch Eisenoxydsulphat stark gefällt wird, jenes nicht, dass das Gummi einen Kalkgehalt mit sich führt, und seine Lösung deshalb von Ammoniakoxalet getrübt wird. Für die Scheidung und Bestimmung des Pektins muss man schon eine grössere und besondere Quantität verwenden: nachdem die mit etwas Chloroform versetzt gewesene Flüssigkeit sich geklärt hat, fügt man reichlich Alkohol hinzu, welcher das ganze Quantum des Pektins und wohl auch den grössten Theil des Gummis und Schleims ausscheidet. Das Gefällte wird abfiltrirt, mit weingeistversetztem Wasser gewaschen, dann wiederum in Wasser vertheilt und aufgelöst, mit einem halben Volumen salzsäurehaltigen Weingeists versetzt und kalt hingestellt: es wird dann das Pektin gefällt, während Gummi und Schleim dem Wasser verbleiben. Wird ferner dem Filtrat noch mehr Weingeist hinzugefügt, so fallen Gummi und Schleim, welche, wie oben angegeben, von einander getrennt werden können. Man kann auch zu der Pektin, Gummi u. s. w. enthaltenden Flüssigkeit Ammoniak setzen, die gelatinöse Flüssigkeit dann mit Schwefelsäure stark säuern und kochen: das Pektin zieht sich dann zusammen, und lässt sich nun, nachdem man einen Theil der Flüssigkeit verraucht hat, leicht abfiltriren. Die quantitative Bestimmung des Amylons ist direct weder mechanisch noch chemisch möglich; man muss schon, nachdem man sich überzeugt hat, dass kein Zucker und Dextrin vorhanden sind, das Amylon durch Diastas in Zucker verwandeln, und mittelst Hefe oder Fehling'scher Flüssigkeit aus dem Zucker-Quantum das des Amylons berechnen. Wie es scheint, ist das Amylon unter Umständen in Wasser etwas löslich, wie Jessen und A. Vogel fanden; letzterer erhielt eine filtrirbare Solution durch Behandlung von gewöhnlichen weissen Oblaten mit etwas erwärmtem Wasser. Dragendorf bestimmt das Gemenge des Amylons mit Fett, Proteïn, Gummi, Zucker also: man behandelt 2—3 Grammes davon mit 30 Grammes mit Weingeist verdünnter Tinctura Kalina bei 110° in einem verschlossenen Gefäss, 18—30 Stunden lang, wodurch Proteïn, Zucker, Gummi, Fett aufgelöst werden, während Amylon (nebenbei cellulöse Substanz, Schleim, einige Salze) keine Veränderung erleiden und unaufgelöst bleiben. Nach dem Auswaschen mit wässrigem Weingeist wird der Rest getrocknet, durch verdünnte Salzsäure (5 : 95), oder Diastas in Zucker verwandelt und daraus das Amylon bestimmt. 100 Traubenzucker entsprechen 90 wasserfreien Amylons.

§ 64. Bestimmung der freien Säure. Man bestimmt sie durch eine titrirte Sodaauflösung. Der Most enthält im Allgemeinen 0,90—1,2 pCt. Säure. Andere wenden eine titrirte Natronlauge von dem Verdünnungsgrade an, dass 1 C. C. Lauge 0,1 pCt. Weinsteinsäure entsprechen. Berthelot und de Fleurieu haben die Neutralisirung mit Barytwasser vorgeschlagen; Bolley sagt dagegen sehr richtig, dass man doch besser eine Normalnatronlauge nehme, da jenes Mittel selten zur Hand sei. Zur Constatirung der geschehenen Neutralisation wendet man lieber Lackmuspapier statt Lacmustinctur an, weil diese nicht wohl durch einen farbigen Saft deutlich genug hindurch wirkt. Nimmt man krystallisirte Soda, so entspricht 1 Weinsteinsäure c. 1,9 Soda, Gräger ermittelt das Quantum der freien Säure (in einem grösseren Quantum der zu bestimmenden Flüssigkeit) im Allgemeinen so, dass er neutrales weinsteinsaures Kali in Auflösung hinzufügt, wodurch nun, von der Wirkung der freien Säure her, schwerauflösliches Kalibitartrat niederfällt, woraus man die freie Säure berechnet. Einen anderen Theil der sauren Flüssigkeit theilt man in zwei Theile, a und b, neutralisirt a mit Kali, fügt dann b hinzu und sieht nun, wieviel Cremortartari bei längerem Stehen und zuweiligem Schütteln gefallen ist. Es entsprechen 100 Theile Cremortartari 70 wasserfreier Weinsteinsäure. Filhol bestimmt den Weinstein im Wein in der Weise, dass er 500 Grammes eintrocknet, dann mit Weingeist abwäscht, darauf einäschert, die Pottasche (Saltartari) mittelst Salpetersäure in Kalinitrat umsetzt und dieses wägt; dann die Schwefelsäure des Aschensalzes durch salpetersauren Baryt herausschafft, mit Ammoniak fällt, um den phosphorsauren Kalk auszuscheiden, nun auch das Spiritusextract einäschert, und das Natrium- und Kaliumchlorid durch salpetersaures Silber bestimmt, endlich die eigentliche Menge des Cremortartari durch Berechnung ermittelt. Schwackhöfer bestimmt die Säure im Rothwein so, dass er denselben mit einer nach Gottlieb's Methode bereiteten Lacmustinctur versetzt, dann mit Aetzbarytlösung übersättigt, und nun mittelst Schwefelsäure den Ueberschuss zurück titrirt. Zur bequemeren praktischen Bestimmung des Säure-Gehalts des Weins hat Gall einen s. g. Acetometer (Burette, Pipette, Mischfläschchen) construirt. Weinsäure, Citronensäure, Aepfelsäure sind meistens beisammen, selbst im Weinstein ist nach Könne etwas Citronen- und Aepfelsäure. Die Weinsteinsäure hat auch nicht selten zu ihrem Begleiter die ihr isomere Traubensäure, die sich in höheren Temperaturen und hinsichtlich der Salzbildung der Weinsteinsäure fast gleich verhält. Man hat am meisten im rohen Wein und in der Mutterlauge des Cremortartari, in den italienischen, neapolitanischen, sowie in den toscanischen und französischen Weinen die Traubensäure gefunden, reichlicher in den unreifen Trauben. Im Elsasser und Burgunder Wein soll sie fehlen. Pasteur hält die Traubensäure für ein Gährungsproduct aus der Weinsteinsäure: sie verhält sich wie eine Vereinigung der links drehenden und der rechts drehenden Weinsteinsäure. Nach H. Carlet soll in geringer Menge Traubensäure entstehen bei der Einwirkung der Salpetersäure auf Mannit, identisch mit der natürlichen und der aus Dulein erhaltenen. Es fällt die Traubensäure die Kalksalze zu in Salmiak auflöslichen Niederschlägen, während die Weinsteinsäure dieselben nicht fällt; ferner sind ihre Salze optisch ganz unwirksam und ihren Flächen fehlt die hemiedrische Gestaltung.

Ist der Citronensäure Weinsteinsäure beigemischt, so erkennt man diese also: man setzt der Säure Eisenoxydhydrat im Ueberschuss hinzu, erhitzt bis zum Kochen; wenn nun ein wenig Weinsteinsäure beigemischt ist, so trübt sich die Flüssigkeit beim Kochen, und setzt Eisenoxyd in Pulverform ab, während citronensaures Eisenoxyd eine klare gelbliche Flüssigkeit bildet, die bis zur Syrupsconsistenz eingedampft noch klar bleibt. Nach Barbet soll man Citronensäure von Weinsteinsäure so unterscheiden können, dass man auf eine dünne Schicht derselben eine dergleichen von Kali caust. bringt: bei der ersteren bleibt es bei einer durchscheinenden klaren Flüssigkeit, bei der anderen zeigen sich bald weisse und undurchsichtige Weinsteinkrystallchen. Noch empfindlicher ist diese Probe, wenn man über eine dünne Schicht von Pottaschenauflösung auf einer Glasplatte mittelst eines in die fragliche Säure eingetauchten Quarzstücks Striche zieht: an denselben schiessen dann sogleich kleine Weinsteinkrystallchen an, wie man sie unter dem Mikroskop als solche besonders genau erkennen kann. Um die Citronensäure von der Weinsteinsäure abzuscheiden und ihre Menge zu bestimmen, entfernt man zunächst aus der sauren Flüssigkeit alle Substanzen, welche durch Kali oder Kalk unlöslich niedergeschlagen werden können, wie deren schwerlösliche Erdsalze, und scheidet dann die Weinsteinsäure durch Cremortartari-Bildung, filtrirt, wäscht mit Weingeist ab, setzt dann Chlorcalcium hinzu, kocht fortwährend, und dunstet unter Zusatz von Kalkwasser ein: Es fällt citronensaurer Kalk, den man mit heissem Wasser abwäscht; 100 bei 100° getrockneten citronensauren Kalks entsprechen 74,45 krystall. Citronensäure. Nach J. Creuse und Kämmerer soll man die Citronensäure, da ihre Verbindung mit Baryt in Wasser und Alkohol von 95 pCt. unauflöslich ist, als Barytcitrat fällen und bestimmen; drei Aequivalente Barytsalz entsprechen einem Aequiv. Citronensäure. Nach Schnitzer soll man, wenn Weinsteinsäure neben Citronensäure und anderen Säuren vorhanden ist, die fragliche Masse mit Kalicarbonat neutralisiren, filtriren, auswaschen, erkalten lassen, dann das Filtrat mit Citronensäure versetzen, so lange noch ein Niederschlag von Cremortartari entsteht, dann diesen mit Weingeist auswaschen, trocknen und wägen. 100 Cremortartari entsprechen, wie oben bemerkt, 70 wasserfr. Weinsteinsäure. Die Bestimmung der Aepfelsäure neben andern vegetabilischen Säuren lässt noch Manches zu wünschen übrig. Die Obstweine enthalten eine grössere Menge von Aepfel- und Citronensäure als die Traubenweine, dagegen nur wenig Weinsteinsäure, und sind selbstverständlich auch ärmer an Weingeist. Ich verfahre mit dem geklärten Aepfelsaft also: Kochen mit einer überschüssigen Menge frischgefällten kohlensauren Baryts, bis die Säure vollkommen gesättigt ist, Evaporation bis zur Trockne, Behandlung mit heissem Weingeist, wodurch eine fast wasserhelle süsse Lösung von Zucker entsteht. Wenn statt des Barytsalzes Bleicarbonat oder Kalkcarbonat genommen wird, so gehen doch merkliche Antheile davon in die spirituöse Auflösung, während von der Behandlung mit Baryt nur Spuren von diesem eintreten, wie die Prüfung mit Salpetersäure und Kalisulphat zeigte. War das Quantum des kohlensauren Baryts zuvor gewogen, so konnte man aus der Zunahme des Gewichts ziemlich genau die Menge der freien Säure bestimmen. Aus der Verbindung des Baryts mit der Säure, grössten Theils ist sie Aepfelsäure, in Essigsäure und Wasser gelöst, kann man nun mittelst Schwefelsäure die Säuren abscheiden und näher prüfen. Die Aepfelsäure zeigt ein eigenthümliches Verhalten gegen die kohlensauren Erden: es gelingt nicht eine Auflösung von dieser Säure, ganz gleich, ob diese concentrirt oder verdünnt, warm oder kalt, mit irgend einer kohlensauren Erde, die kohlensaure Magnesia ausgenommen, so zu sättigen, dass sie nicht mehr sauer reagirt. Ebenso auffallend ist die Eigenschaft, mit einer Reihe von Basen, zwei neutrale Salze zu bilden, von denen das eine, bei 100° getrocknet, wasserfrei wird, während das andere, bei dieser Temperatur getrocknet, noch Wasser mit der grössten Hartnäckigkeit zurückhält. — Nach Winkler wird die Aepfelsäure (aus Vogelbeeren) so dargestellt, dass der klare mit Ammoniak bis zur Acidulenz gesättigte Saft erst mit Bleizucker gefällt (um u. A. auch den grössten Theil der Citronensäure und der Weinsteinsäure auszuscheiden) dann die Aepfelsäure mittelst Bleinitrat zu noch unreinem äpfelsaurem Blei niedergeschlagen wird, welches man durch Schwefelwasserstoff zerlegt, dass dann ferner die abgeschiedene Säure mit Ammoniak neutralisirt, mit Beinschwarz gekocht, aus dem Ammoniakmalat wiederum mittelst Bleinitrat Bleimalat gemacht, dieses ausgewaschen und die reine Säure nun durch Schwefelwasserstoff ausgeschieden wird. Hagen versetzt den Saft mit Kalkhydrat und Wasser, siedet mehrere Stunden, wodurch Kalkmalat gefällt wird, löst dieses in Salpetersäure auf, um nach längerem kalten Stehen einen Niederschlag von in kaltem Wasser schwer auflöslichem krystallinischen sauren Kalkmalat zu gewinnen, welches dann mit Bleizucker zu Bleimalat umzusetzen ist, aus dem dann durch Hydrothionsäure die Apfelsäure abgeschieden wird. Juette giebt ein Weise an, die Weinsteinsäure oder Aepfelsäure mittelst einer titrirten Eisenoxyd- oder Thonerdelösung zu bestimmen; nach meinen Versuchen kann ich derselben keinen praktischen Werth beilegen.

Pasteur bestimmt die Bernsteinsäure in gegorenen Getränken in folgender Weise: Verdunstung, Auszug des Rückstands mit Aether, freiwillige Verdunstung, Ausscheidung von krystallisirter Bernsteinsäure und einer bernsteinsäurehaltigen syrupsartigen (Glycerin:) Masse, Ausziehung dieses Evaporats mittelst eines Gemisches von Weingeist und Aether, welches Bernsteinsäure und Glycerin auflöst, und eine stickstoffhaltige Extractmasse zurücklässt, Verdunstung des Weingeistäther-Auszugs, Sättigung mit Kalkwasser, abermalige Verdunstung und Austrocknung. Auszug des Rückstandes mit Weingeist-Aether, welcher nun nur Glycerin auflöst, den bernsteinsauren Kalk aber zurücklässt. Eine quantitative Bestimmung des Glycerins fordert die Mitwirkung der Luftpumpe, da dasselbe bei der gewöhnlichen und vollends bei beeilter Verdunstung leicht zersetzt wird. War bei der Gährung zu wenig Hefe angewendet worden, so enthält das Glycerin noch eine kleine Menge nicht krystallisirten Zuckers, während es bei Anwendung von zu vieler Hefe etwas von dem Extractivstoff derselben enthält, und dadurch bitterlich stechend schmeckt. Auch die Presshefe enthält schon durch Weingeist-Aether ausziehbare kleine Mengen von Glycerin und Bernsteinsäure.

Einige Weine und Säfte, wie die herben Rothweine, einige Beerensäfte enthalten kleine Antheile von Gerbsäure; auch durch die Trester und die eichenen Fässer mischt sich dem Wein etwas Gerbsäure bei. Die Minima Gerbsäure im Bier wirken kaum mehr auf Eisensalz. Eine quantitative Bestimmung der Gerbsäure durch salzsaures Zinn ist hier nicht angebracht. Es finden sich neben der Gerbsäure wohl auch zuweilen Minima von Gallussäure, wie es Simler namentlich von den Bündner Weinen angiebt. Schlägt man die Gerbsäure durch Fischleim nieder, so zeigt sich die Gallussäure in dem Zusatz von etwas Eisenchlorid, welches sich erst grünbraun, dann an der Luft allmälig violett, schliesslich schwarzblau färbt. Wildenstein, bedient sich zu einer annähernden Bestimmung der Gerbsäure einer Reihe von Filtrirpapierstreifen, welche mit einer Auflösung von citronensaurem Eisen von verschiedener Concentration getränkt sind. Neubauer lobt zur quantitativen Bestimmung der Gerbsäure, falls sie nicht Gallussäure begleitet, die Titrirprobe von Löwenthal, dass man bei entsprechender Verdünnung, um den Conflict mit Wein-, Citronen- und Aepfelsäure, Gummi, Zucker u. a. zu annulliren, gleichzeitig übermangansaures Kali und Indigoauflösung anwendet; mit dem letzten Verschwinden der blauen Farbe ist denn auch die letzte Spur der vorhandenen Gerbsäure verschwunden. Bei Gegenwart von Pektinsäure ist eine Abscheidung derselben durch Theerkohle erforderlich. Die Probe Wagner's durch Cinchonin die Gerbsäure auszuscheiden verwirft Neubauer. Prudhomme's volumetrische Bestimmung der Gerbsäure durch Chlorkalk u. s. w. konnte ich nicht verlässlich finden. Zwenger will Chinasäure in dem Kraut von Heidelbeeren gefunden haben.

§ 65. Die Mineralbestandtheile der in Rede stehenden Gegenstände fordern zunächst Verdunstung, Eintrocknung und Einäscherung. Die Asche wird in Salzsäure aufgelöst und dann wieder scharf eingetrocknet, um etwaige Spuren von Kieselerde darzulegen. Dann neutralisirt man die Auflösung des Rückstandes mit Ammoniak, säuert sie mit Essig an, und fällt den Kalk durch kleesaures Ammoniak; weiter versetzt man nun das Filtrat mit Citronensäure, und fällt die Phosphorsäure mit Talksalz und Ammoniak. — Warington hat für die Weinsteinsäure die Citronensäure vorgeschlagen, da dann ein Mitfallen von citronensaurem Kalk nicht zu befürchten ist. Ist der Niederschlag wegen Mangel an Säure-Zusatz gelblich oder röthlich, so enthält er Eisen. 1000 Theile von Weintrestern enthalten 480 Kalicarbonat, 24 Kaliumchlorid, 1 Natriumchlorid, 190 Kalkcarbonat, 20 Talkphosphat, 12,35 Eisenphosphat, 6,65 Kieselerde.

Eine Erprüfung der Reinheit des Weins hatte ich § 50 verheissen; dem will ich in folgenden Angaben zum Schluss der Schrift entsprechen: Filhol bemerkt in seinem Aufsatz über die chemische Zusammensetzung der Weine aus dem Departement der Haute-Garonne: »Um die Gegenwart eines fremdartigen Stoffs im Weine zu erfahren, versetzt man denselben mit etwas überschüssigem Aetzammoniak, fügt dann einen Tropfen einer concentrirten Lösung von Hydrothionammoniak hinzu und filtrirt: Reiner Wein geht mit grüner Farbe durch das Filter, gefärbter dagegen geht mit einem Stich ins Blaue, Rothe oder Violette. Diese Probe ist sehr empfehlenswerth; zumal sie auch zugleich Bleitheile darlegen würde, welche man jetzt gleichwohl nicht leicht mehr zu fürchten hat. — Wäre das Herbe des Rothweins durch Alaun-Zusatz gesteigert, so dampft man ihn ab, versetzt das Evaporat mit Eau de Javelle, trocknet ein, und erkennt dann deutlich die Alaunkrystalle. Ist die Versetzung des Weins mit Spiritus vor kurzem geschehen, so kann der Geübte den Spiritusgeruch beim Verreiben des Weins auf der Hand erkennen; ist der Zusatz schon vor langer Zeit ausgeführt, so wird der Nachweis die Destillation fordern. Kommen zu einem vermeintlichen spirituösen Geruch noch eine auffallende Süssigkeit und eine ungewöhnliche saure Reaction eines abdestillirten Theils auf Lacmuspapier (wegen der Verwandlung des Spiritus in Essigsäure) hinzu, so ist der Wein des Weingeistzusatzes verdächtig. Sind Gewürze und gewürzhafte Dinge dem Wein hinzugesetzt, so dampft man ihn ab, reibt das Evaporat mit etwas Kalibisulphat und beriecht es. Ist die Säure sauer gewordener oder an sich saurer Weine durch Zusatz von Pottasche, Soda, Kalk, Talk abgestumpft worden, so wird die Asche desselben verhältnissmässig viel kohlensaures Alkali, insbesondere Kalk und Talk enthalten. Den Zusatz von Zucker erkennt man durch Abdampfung, Auflösen des Rückstandes in heissem Weingeist und Herauskrystallisiren des Zuckers; denn der reine Wein enthält ja nur Trauben- oder Krümelzucker. Wenn man den Wein bis zur Syrupsconsistenz evaporirt, dann mit Weingeist auflöst, filtrirt, wiederum evaporirt und ihm etwas saures Kalisulphat hinzusetzt, so entwickelt sich ein eigenthümlicher Obstgeruch, wenn dem Weine eingedickter Wein- oder Obst-Most beigemischt worden ist. Traubenwein und Obstwein unterscheiden sich auch dadurch, dass letzterer verhältnissmässig viel Kalisalz enthält; auch soll jener vorzugsweise Talk- dieser Kalkphosphat enthalten. Der Wein soll Obstwein sein, wenn er mit $^1/_{10}$ Ammoniak versetzt, nach 12stündigem Stehen keine Krystalle von Tripelphosphat an der Wandung des Glases absetze, wie es der Traubenwein thun soll. Ist die Farbe eines Rothweins und somit der Wein selbst nicht ächt, so erkennt dies der einigermassen Geübte durch folgende Erscheinungen fast unzweifelhaft: Nach einer populären, aber sehr empfehlenswerthen Probe thut man den Wein in ein hohes Eau de Cologne-Glas, dieses dann in ein mit Regenwasser gefülltes Gefäss umgekehrt: ist der Wein ächt so bleibt das Wasser hell und ungefärbt, ist er gefärbt, so zieht sich die Farbe allmälig in das Wasser herab. Die Ursache hiervon ist, dass die Beeren-Farbstoffe (Heidel-, Liguster-, Hollunderbeeren u. a.), innig mit zuckrigen und gummösen Theilen gemischt, durch diese schwerer als Wasser und auch merklich schwerer als Rothwein sind. Schüttelt man von dem fraglichen Wein 6 Gewichtstheile mit einem Theil des groben Pulvers von vorher erhitzter Fichten-Kohle einige Male zusammen, lässt sich ihn dann setzen, so ist der unverfälschte Wein in seiner Farbe nur etwas geschwächt, der falsche rothe aber wird auffallend geschwächt, fast entfärbt. Wird ächter Rothwein durch Fliesspapier gegossen, so färbt er dasselbe nur schwach bräunlich roth; der falsche aber tingirt das Papier merklich roth; mischt man nun Magnesia mit Wasser zusammen, und taucht in diese Flüssigkeit das Filtrum, so wird es bläulich oder lila gefärbt, wenn der Wein durch Heidelbeer-, Kirschen-, Liguster- oder Kermesbeerensaft tingirt ist.

§ 66. Von vortheilsüchtigen Bierbrauereien sind nicht selten dem Hopfen-Bitter die Extracte und Auszüge von Enzian, Bitterklee, Tausendgüldenkraut, röm. Chamillen, Wermuth, Quassia, Aloë u. e. a., mindestens zum Theil, substituirt worden. Aloehaltiges Bier soll nach Waltz mit Eisenoxydsalz keinen grünen Niederschlag geben, wie es ächtes Hopfenbier thut. Strychnin- und Bencinhaltige Zusätze oder diese Alkaloide selbst sind wohl kaum angewendet worden, ebenso wenig wie die Pikrinsäure. Graham und W. Hofmann haben viele Proben von Pale Ale untersucht und keine Spur Strychnin gefunden. Um diess darzulegen, schüttelt man nach ihnen das Bier mit Beinschwarz, behandelt dann die abfiltrirte Kohle mit kochendem Alkohol, destillirt den letzteren ab, fügt zum Rückstand etwas Kalilauge, schüttelt mit Aether, verdunstet den ätherischen Auszug auf einem Uhrglase, setzt concentrirte Schwefelsäure und ein Stückchen chromsaures Kali hinzu, worauf bei Strychningehalt eine violette Trübung entsteht. Brunner will doch in einem

Schoppen bairischen Biers ein Milligr. Pikrinsäure gefunden haben, und zwar durch die Eigenschaft des Wollgarn, jene aus ihren Auflösungen völlig auf sich niederzuschlagen; das zu prüfende Bier wird mit Salzsäure angesäuert, der Niederschlag dann mit warmer Aetzammoniakflüssigkeit ausgezogen, die filtrirte und concentrirte Flüssigkeit darauf mit einigen Tropfen Chyankaliumlösung versetzt, wobei sie sich durch Bildung von Kaliumisopurpurat roth färbt.

Um die fälschlichen Bitter überhaupt bestimmt nachzuweisen, sind ziemlich umständliche Proceduren, wie es nicht anders sein sein kann, versucht und publicirt worden, a. A. von Enders, Ganss, Blas, Depaire, Clair Glay, Lymann, Hoffstedt, Dragendorf, Basch. Sie bestehen durch Vorbereitung durch Verdunstung, Filtration für sich und durch Theerkohle, Füllung und Scheidung mittelst Weingeist, Aether, Chloroform, Bleiessig, Schwefelwasserstoff u. e. a. Hinsichtlich der Darstellung des Strychnins und Picrotoseins hat man sich in neuerer Zeit der »Ausschüttelung« derselben aus den zubereiteten Auszügen, für jenes der gesäuerten, für dieses der alkalisirten, mit Amylalkohol, Aether, Chloroform bedient, um endlich die so isolirten Alkaloide durch ihre Krystalle, chemische Reactionen bestimmt zu erkennen. J. Nowack fand zum Unterschiede von vielen anderen Alkaloiden, dass Morphin und Solanin weder aus alkal. noch aus sauren Solutionen durch Chloroform ausgeschüttelt werden konnten; Pikrotosein ging viel leichter aus saurer als aus alkalischer Solutionins Chloroform.

Druck von Breitkopf und Härtel in Leipzig.